Ganzheitlich gesund

Henriette de Vrieze-Bloemsma

ATME DICH GESUND

Henriette de Vrieze-Bloemsma

Atme dich gesund

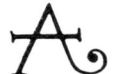

AURUM VERLAG · BRAUNSCHWEIG

Das niederländische Original erschien unter dem Titel
ADEMTHERAPIE im Verlag Ankh-Hermes, Deventer.

Ins Deutsche übersetzt von Aljoscha A. Schwarz und Ronald
P. Schweppe.

Titelfoto: Flip Chalfant / The Image Bank
Illustrationen: Gerry Daamen

Die Deutsche Bibliothek – CIP-Einheitsaufnahme
Vrieze-Bloemsma, Henriette de:
Atme dich gesund / Henriette de Vrieze-Bloemsma. [Aus dem
Niederländ. von Aljoscha A. Schwarz und Ronald P. Schweppe]. –
Braunschweig: Aurum-Verl., 1992
(Ganzheitlich gesund)
Einheitssacht.: Ademtherapie <dt.>
ISBN 3-591-08333-X

1992
ISBN 3-591-08333-X
© 1991 Uitgeverij Ankh-Hermes bv, Deventer
© der deutschen Ausgabe Aurum Verlag GmbH, Braunschweig
Gesamtherstellung: Chemnitzer Verlag und Druck GmbH, Werk Zwickau

Inhalt

Es ärgert die Menschen, daß die Wahrheit so einfach ist.

J. W. von Goethe

Vorwort

Noch ein Atem-Buch, obwohl schon so viel über dieses Thema geschrieben wurde? In meiner Praxis erlebe ich immer wieder, daß mir Menschen nach der Behandlung und dem Verschwinden ernsthafter Beschwerden sagen:»Warum habe ich nicht schon früher gewußt, daß eine individuelle Zusammenstellung von Atemübungen eine derartige Besserung meiner Beschwerden bringen würde?« Immer wieder zeigt sich, daß Menschen sehr wohl um die große Bedeutung einer guten Atmung wissen, daß sie jedoch den Zusammenhang zwischen einer unvollständigen Atmung und verschiedenen Krankheiten nicht kennen. Als Resultat dieser Unwissenheit werden dann oft Medikamente genommen, wo einfache Atemübungen entscheidende Hilfe gebracht hätten. In diesem Buch habe ich versucht aufzuzeigen, welchen Einfluß die Atmung auf verschiedene Krankheitsbilder hat.

Der Atem, ohne den kein Leben möglich ist, hat auch eine spirituelle Seite, und bei denjenigen, die sich intensiv damit beschäftigen, kann ein tiefgreifender Bewußtwerdungsprozeß in Gang gesetzt werden. Spezielle Atemtechniken können zu Bewußtseinserweiterungen führen, die wiederum eine ausgeglichenere Lebenseinstellung ermöglichen. Aber auch dafür ist die Beherrschung einer unbehinderten Atmung, wie sie hier gelehrt werden soll, eine notwendige Grundvoraussetzung.

An dieser Stelle möchte ich mich für die Hinweise einiger Ärzte bedanken, die das Manuskript gelesen haben. Ihre Verbesserungen und Ergänzungen wurden aufgenommen.

Ich hoffe, daß dieses Büchlein für viele Menschen ein Wegweiser zu einer besseren Gesundheit sein wird.

Einleitung

Heutzutage klagen viele Menschen über Atembeschwerden. Diese Beschwerden reichen von schwerem Asthma bis zu schneller Beklommenheit bei körperlichen Anstrengungen (beispielsweise beim Treppensteigen) oder in überfüllten Räumen.

Wie kommt es, daß die Atmung, ein ganz normaler physiologischer Vorgang, oft so problematisch verläuft? Und eine zweite, besonders wichtige Frage muß lauten: Kann die betroffene Person selbst etwas daran ändern?

Was die Problematik der Atembeschwerden in unserer Zeit betrifft, so ist zu sagen, daß der moderne Mensch mehr Streß ausgesetzt ist als jemals zuvor – denken wir nur einmal an die Anspannung im Straßenverkehr oder an den Spannungsstreß, in den uns bestimmte Fernsehsendungen versetzen. Unsere Atmung ist ein guter Maßstab für den Grad unserer Anspannung und sie reagiert unmittelbar auf Streß. Das zeigt sich unter anderem auch an vielen Ausdrücken und Redewendungen: »ihm stockte der Atem – eine atemberaubende Spannung – sie war atemlos vor Angst – wir hörten mit angehaltenem Atem zu«, aber auch: »ein Seufzer der Erleichterung – erleichtert aufatmen«. Alle diese Ausdrücke stehen mit Ereignissen in Zusammenhang, die emotionale Spannungen beinhalten.

Die dadurch entstandene falsche Atmung kann zur Gewohnheit werden und so zur Ursache für die verschiedensten Krankheiten.

Wie können wir nun selbst an unseren Atemproblemen arbeiten?

Zur Beantwortung dieser Frage wird Ihnen dieses Buch eine ganze Reihe praktischer Hilfestellungen anbieten. Daneben werden aber auch die Hintergründe verschiedener Krankheitsbilder besprochen, die mit einer falschen Atemweise einhergehen, wie zum Beispiel Hyperventilation, Lungenemphysem und Asthma. Der Zusammenhang zwischen der Atmung und Herz- und Kreislaufproblemen sowie hohem Blutdruck kommt ebenso zur Sprache, wie der Einfluß des Atems auf die Arbeit der inneren Organe, wie Nieren, Leber, Magen, Darm und so weiter. Im Anschluß an jedes Kapitel werden Übungen vorgestellt, die miteinander *eine Einheit* bilden. Das heißt, daß die Übungen jedes Kapitels auf den Übungen der vorausgegangenen Kapitel aufbauen: *Nur in dieser Reihenfolge ist es sinnvoll zu üben.* Die Übungen wurden sorgfältig aus den Hunderten von Übungen, die es auf diesem Gebiet gibt, ausgewählt.

Selbstverständlich muß regelmäßig geübt werden, bis die verbesserte Atmung wirklich in den Alltag integriert ist: Ohne konsequent durchgehaltenes Üben erreicht man nichts. Nur dann können Sie den Weg zu einer Gesundheit finden, die Körper und Geist umfaßt.

Die Physiologie der Atmung

Richtige und falsche Atmung

Unser Körper teilt sich in Brusthöhle und Bauchhöhle. In der Brusthöhle befinden sich Herz und Lungen, in der Bauchhöhle Magen, Darm und alle anderen Organe wie Leber, Gallenblase, Nieren, Milz und Pankreas. Auch die Nebennieren und die Blase liegen in der Bauchhöhle.

Brust- und Bauchhöhle sind durch das Zwerchfell, den größten Muskel unseres Körpers, voneinander getrennt. Im Zwerchfell befinden sich Öffnungen für Blutgefäße, Nerven, die Speiseröhre und die Wirbelsäule. Das Zwerchfell spielt eine bedeutsame Rolle für eine gute Atmung. Bei der Ausatmung, wenn sich nur wenig Luft in den Lungen befindet, bildet das Zwerchfell eine Art Kuppel, die sich in die Brusthöhle wölbt.

Bei der Einatmung dehnen sich der Brustkasten und das Zwerchfell, wodurch sich die Brusthöhle sowohl in die Länge als auch in die Breite weitet. Dabei füllen sich die Lungen mit Luft. Bei der Ausatmung kommt das Zwerchfell in seine Ausgangslage zurück, so daß die eingeatmete Luft wieder aus den Lungen gepreßt wird.

Wenn sich das Zwerchfell auswölbt, übt es Druck auf die Bauchhöhle aus, wodurch sich Bauch, Flanken und der untere Rücken ausdehnen. Viele Menschen sprechen auch von »Bauchatmung«, wenn sie die Zwerchfellatmung meinen. Die Bezeichnung »Bauchatmung« ist jedoch irreführend: Nur bei einer einseitigen Senkung des Zwerchfells an der Vorderseite des Körpers sehen wir, daß sich ausschließlich der Bauch bewegt. An einer vollständigen Atmung sind auch die Flanken und der Rücken, ja eigentlich der ganze Körper beteiligt. Bei einem Baby, das noch über eine ungestörte Atmung verfügt, kann man sehr gut beobachten, daß der ganze Körper in Bewegung ist, auch wenn die Bewegung des Bauches am deutlichsten ist.

In den Lungen findet der Sauerstoffaustausch statt; aus der eingeatmeten Luft wird der Sauerstoff vom Blut aufgenommen, während Kohlendioxyd und Wasser über die Lungen ausgeatmet werden. In unserem Körper wird die Nahrung »verbrannt«, wodurch wir mit Wärme und Energie versorgt werden. Für diese Verbrennung ist Sauerstoff (O_2) nötig, wie bei einem normalen Feuer; dieser Sauerstoff wird durch das Blut angeliefert. Kohlendioxyd (CO_2) und Wasser

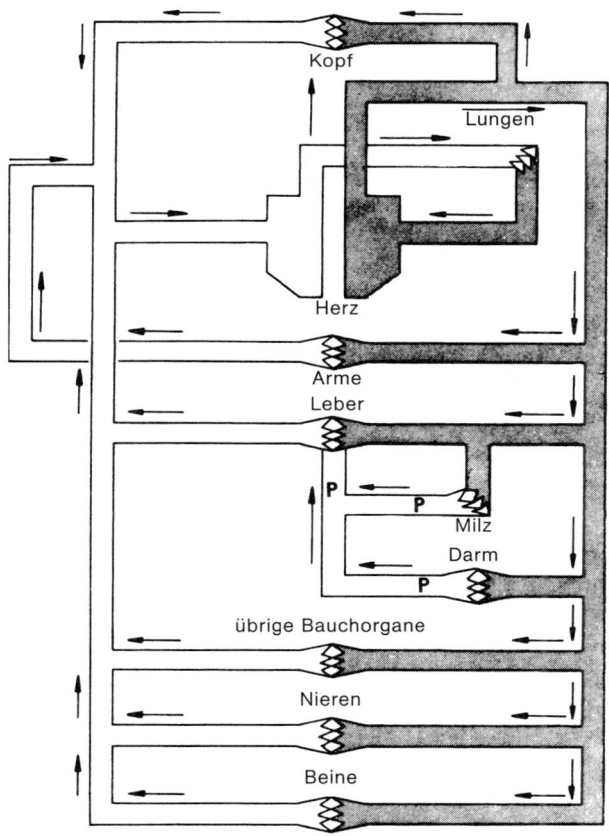

Schema des Blutkreislaufes

(H_2O), die bei der Verbrennung übrig bleiben, werden durch das Blut wieder abtransportiert und an die Lungen abgegeben, wo sie dann ausgeatmet werden.

Was geschieht, wenn die Atmung unvollständig verläuft?

Die Einatmung bleibt oberflächlich und ist nicht tief, so daß lediglich der obere Teil des Thorax (Brustkorbes) aktiv gebraucht wird. Das Zwerchfell, das stets eine wichtige Rolle bei der vollständigen Atmung spielt, wird nicht oder kaum eingesetzt. Oft kann man dann beobachten, daß Menschen ihr Brustbein und ihre Schultern nach oben ziehen, um doch noch etwas mehr Luft einzuatmen. Hierdurch wird das Atemvolumen im obersten Teil der Lungen jedoch kaum vergrößert (die Lungen sind oben am kleinsten), während das Hochziehen des Brustbeins viel Energie verbraucht. Oft wird dann über Nacken- und Schulterschmerzen oder über Schmerzen hinter dem Brustbein geklagt. Besonders über letzteres machen sich diese Menschen dann oft große Sorgen und lassen ihr Herz untersuchen, wobei sich natürlich kein Befund ergibt. Nach einigen Wochen Atemtherapie verschwinden solche Beschwerden meist wieder.

Bei einer flachen, »oberen« Atmung (Bauch, Flanken und Rücken bewegen sich kaum oder gar nicht; das Zwerchfell wird nicht eingesetzt) ist die Sauerstoffzufuhr mangelhaft. Dadurch entsteht ein Sauerstoffdefizit mit entsprechenden Folgen für die verschiedenen Organe, die eine vollständige Sauerstoffzufuhr benötigen, um gut funktionieren zu können. Wir werden im folgenden Kapitel näher darauf eingehen.

Sicherlich ist an der beschriebenen falschen Atmung auch die Haltung schuld, die uns lange Zeit als »ideal« anerzogen wurde: Brust raus, Bauch und Hintern einziehen. Es kostet einige Mühe, sich eine solche Körperhaltung wieder abzugewöhnen.

Zu Beginn der Therapie kann es durchaus vorkommen, daß Sie nach den Übungen ein leichtes Schwindelgefühl empfinden. Der Körper ist noch nicht auf das größere Sauerstoffangebot eingestellt und reagiert darauf manchmal mit

Schwindelgefühlen. Wir können das mit jemandem vergleichen, der lange Zeit Hunger leiden mußte und dann eine kräftige Mahlzeit vorgesetzt bekommt. Auch darauf wird der Körper heftig reagieren. Die Übungen sollten daher nicht forciert werden. Es ist besser, oft und regelmäßig einige Minuten lang zu üben, als über einen längeren Zeitraum am Stück, weil dann die Konzentration leichter nachläßt.

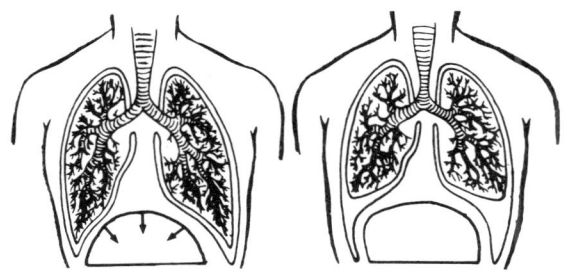

Die Bewegungen des Zwerchfells

Die Übungen, die von jetzt an nach jedem Kapitel folgen, sind so aufgebaut, daß ihr Schwierigkeitsgrad von Kapitel zu Kapitel zunimmt. Wir beginnen mit Atemübungen im *Liegen*. Danach folgen Übungen im *Sitzen* oder *Stehen*, die für viele Menschen bedeutend schwieriger sind als Übungen im Liegen.

Danach werden die Übungen mit *Bewegungen* kombiniert, so daß Sie laufen, radfahren oder Sport treiben können, während Sie üben.

Schließlich, wenn Sie das alles gut beherrschen, werden Sie Ihren Atem in Verbindung mit *Sprechen* und *Singen* üben; das ist das letzte Hindernis auf Ihrem Weg zu einer guten Atembeherrschung.

Der Aufbau der Übungen ist also unabhängig vom Inhalt der verschiedenen Kapitel. Bei ausdauerndem Üben ist nach etwa zehn Wochen die verbesserte Atmung in Fleisch und Blut übergegangen. Man kann hier den Vergleich mit einem

15

Kind, das Fahrrad fahren lernt, heranziehen. Zuerst verlangt es äußerste Konzentration und Anstrengung, doch schließlich geht es »wie von selbst«!

Übungsteil 1

1. Legen Sie sich flach auf den Rücken mit einem kleinen Kissen unter dem Kopf. Die Hände legen Sie locker auf den Bauch. Atmen Sie ruhig in den Bauch und versuchen Sie fünf bis sechs Atemzüge lang, die Atembewegungen in den sich auf und ab bewegenden Händen zu spüren. Legen Sie nun die Hände neben den Körper und versuchen Sie, die Atembewegung zu erspüren – sind die Bewegungen auch jetzt noch deutlich spürbar?

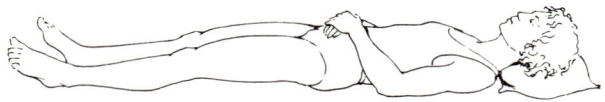

2. Legen Sie sich nun auf den Bauch, wobei der Kopf zur Seite gedreht ist. Legen Sie die Hände nebeneinander auf den unteren Rücken, gerade unterhalb der Taille. Atmen Sie wieder zum Bauch hin, aber versuchen Sie nun, die Bewegung im unteren Rücken zu spüren. Dadurch, daß nun weniger Platz für die Bewegung des Bauches ist, muß sich der Rücken, der meist noch sehr unbeweglich ist, mehr bewegen. Legen Sie die Hände neben den Körper – ist die Rückenbewegung jetzt noch fühlbar? Halten Sie die Übung fünf bis sechs Ein- und Ausatmungen lang.

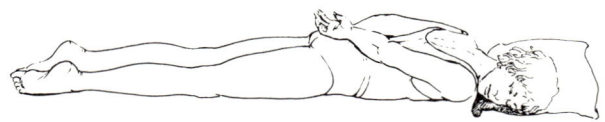

3. Legen Sie sich auf die linke Seite und legen Sie die rechte Hand auf die rechte Seite der Taille, wobei alle fünf Finger nach vorn zeigen. Atmen Sie wieder nach unten (also in den Bauch) und versuchen Sie – wieder fünf bis sechs Atemzüge lang – die Atembewegung jetzt auch in den Flanken zu spüren. Wiederholen Sie die Übung nun noch auf der anderen Seite; wieder fünf- bis sechsmal atmen.

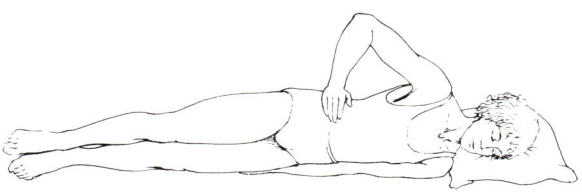

4. Legen Sie sich nun noch einmal auf den Rücken und atmen Sie wieder tief – können Sie Ihre Atmung nun besser spüren? Legen Sie Ihre Hände auf den unteren Rücken – bei der Einatmung sollten die Hände nun durch die Atembewegung gegen den Boden gedrückt werden.

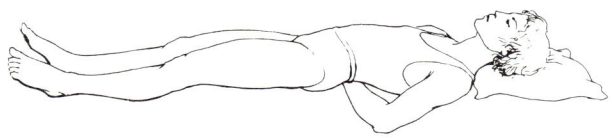

5. Wiederholen Sie Übung 1, aber warten Sie nach jeder Ausatmung einige Sekunden, bis Sie wieder einatmen. Spüren Sie, wie die Ausatmung während des Wartens noch ganz leicht weitergeht, bis die nächste Einatmung spontan einsetzt. Viele Menschen atmen unvollständig aus. Der Grund dafür ist oft eine hektische und angespannte Lebenseinstellung – und dies hat ungünstige Folgen für unseren Körper. Das Warten nach der Ausatmung ist also eigentlich ein *Abwarten,* bis die neue Einatmung einsetzt.

Üben Sie eine Woche lang jeden Tag einige Male, ohne sich die späteren Übungen anzusehen. Der Atem verträgt es nämlich nicht, wenn er zu schnell und zu drastisch verändert wird. Anders atmen zu lernen ist ein langsamer Prozeß, den Sie nicht forcieren sollten, sonst könnten Sie das Gegenteil erreichen. Es kann nicht genug davor gewarnt werden, denn die Veränderung der Atmung ist eine tiefgreifende Angelegenheit. Die falsche Form der Atmung fühlt sich nämlich vertraut an, während die richtige Art zu atmen noch unvertraut ist. Dieses Schema muß langsam verändert werden, wenn man wirklich davon profitieren will.

Atmen Sie immer durch die Nase. Lediglich in einigen Ausnahmefällen kann auch durch den Mund eingeatmet werden, etwa beim Sprechen, weil hier sehr schnell und doch vollständig eingeatmet werden muß, oder bei sehr großer Anstrengung. Das Atmen durch die Nase hat viele Vorteile, unter anderem den, daß die Luft vorgewärmt und durch feine Härchen in der Nase gefiltert wird. Außerdem neigt eine Nase, die wenig für die Atmung gebraucht wird, leichter dazu, verstopft zu sein.

Nach J.L.Schmitt *(Atemheilkunst)* wird bei der Mundatmung die Hypophyse weniger stimuliert als bei der Nasenatmung, was beispielsweise zur Folge hat, daß sich Kinder, die durch den Mund atmen, schlechter konzentrieren können und weniger leicht lernen.

Oftmals sind wir gezwungen, verbrauchte und ungesunde Luft einzuatmen; man denke etwa an die Luftverschmutzung durch den Straßenverkehr oder die Industrie. Es entsteht dann eine Tendenz, weniger tief zu atmen, aber wir müssen darauf achten, daß diese Art der Atmung nicht zur Gewohnheit wird.

Ungesunde Luft können wir meist nicht vermeiden, eine ungesunde Atmung jedoch sehr wohl.

Hyperventilation

Die Hyperventilation ist während der letzten Jahrzehnte gründlich studiert worden, weil sie gegenwärtig eine der am häufigsten vorkommenden Atembeschwerden darstellt.

Dabei fällt auf, daß gerade junge Menschen oft an Hyperventilation leiden; ihre Beschwerden reichen von »leichter Beklemmung« bis zu wirklich ernsthaften Anfällen, bei denen der Patient ohnmächtig wird, in schweren Fällen einige Male pro Woche.

Hyperventilation (H.V.S. = HyperVentilationsSyndrom) taucht in der medizinischen Literatur erstmals in der Beschreibung der Beschwerden eines Soldaten im Amerikanischen Bürgerkrieg auf; der Lagerarzt konstatiert, daß der Soldat an Schmerzanfällen im Brustbereich, verbunden mit Herzklopfen, Beklemmungsgefühlen, verschwommenem Sehen und Schwindel leidet. Auch im Deutsch-Französischen Krieg (1870-1871) und in den beiden Weltkriegen dieses Jahrhunderts wurde diese Diagnose häufig gestellt, wobei stets festgestellt wurde, daß die Symptome mit Angst oder Anspannung einhergingen.

Ursprünglich nannte man dieses Phänomen auch »irritables Herz«, wobei man davon überzeugt war, daß am Herzen selbst kein physiologischer Schaden auftrat.* In den siebziger Jahren dieses Jahrhunderts wurden jedoch in Nijmegen/Niederlande Kriterien für die Diagnose »Hyperventilation« aufgestellt.

Wie weitgehend unbekannt das Hyperventilations-Syndrom sogar in Medizinerkreisen ist, zeigt eine Untersuchung, die in *Medisch Contact* [Medizinische Verbindung] vom 13. Juni 1986 veröffentlicht wurde: 25% aller Hausärzte

---

* A.H. de Vrieze-Bloemsma: Ademtherapie bij hypertensie in de laatste periode van de zwangerschap, 1986.
[Atemtherapie bei Hypertonie in der letzten Phase der Schwangerschaft]

19

wissen nicht, daß der Hyperventilationspatient hauptsächlich thorakal atmet (also ohne den Einsatz des Zwerchfells).

Was ist also Hyperventilation und wie entsteht sie? Das Wort ist aus zwei Teilen zusammengesetzt, wobei sich *Ventilation* auf das Auswechseln der Luft in den Lungen bezieht und *hyper* »zu viel« bedeutet.

Hyperventilation bezeichnet also einen Vorgang, bei dem im Vergleich zum Bedarf des Körpers zuviel geatmet wird; aber obwohl zu viel geatmet wird, bleibt der Atem doch oberflächlich und flach. Lediglich die größeren Luftwege werden »ventiliert«. Von dem viel größeren Lungenvolumen wird kaum Gebrauch gemacht, und das Zwerchfell bleibt in der Ausatmungsstellung.

Weil durch diese oberflächliche Atmung nur ein sehr geringer Sauerstoffaustausch stattfindet, steigt die Atemfrequenz auf dreißig bis vierzig Atemzüge pro Minute; normalerweise wird im Ruhezustand nur fünfzehn- bis sechzehnmal geatmet. Um nun doch noch etwas mehr Luft zu bekommen, werden Schultern und Brustbein hochgezogen, wie es im vorangegangenen Kapitel beschrieben wurde, mit den dort genannten lästigen Begleiterscheinungen, wie Schmerzen im Nacken, in den Schultern und hinter dem Brustbein.

Trotz der schnellen Atmung entsteht ein Sauerstoffmangel im Körper, weil die schnelle Atemweise das geringe Atemvolumen nicht kompensieren kann. Oft wird dann auch versucht, irgendwie mehr Sauerstoff aufzunehmen: Seufzer und Gähnen sind daher auch stets Anzeichen dafür, daß der Körper einer besseren Versorgung mit Sauerstoff bedarf.

Eine wichtigere Ursache für die Beschwerden ist eine zu große Kohlendioxyd-Konzentration, weil durch die Hyperventilation mehr ausgeatmet als eingeatmet wird. Die Kohlensäure-Diffusion ist deutlich größer als die Sauerstoff-Diffusion, und dadurch entsteht eine Übersäuerung des Blutes. Eine der Folgen ist eine verminderte Reizung des Atemzen-

20

trums. Sowohl das eine als auch das andere kann die Ursache für physische Veränderungen sein, die zu Beklemmungsgefühlen oder, in schweren Fällen, zu Ohnmachtsanfällen
führen. Die falsche Atmung ist dann bereits zu einer
Gewohnheit geworden.

Wie kommt es nun, daß bei vielen Menschen, und besonders bei jüngeren, eine solche flache und daher unzweckmä-
ßige Atmung entsteht?
Dafür kann man unter anderem die folgenden Gründe
anführen:
Anspannung. Jegliche Spannung, die bei einem Menschen
auftritt, macht sich im ganzen Körper bemerkbar, aber ganz
besonders im Körperzentrum; man denke nur an die häufig
vorkommenden Magenbeschwerden bei Menschen, die in
der Arbeit oder zu Hause großen Spannungen ausgesetzt
sind. Hyperventilation hat also stets einen psychischen Hin-
tergrund – der Patient fühlt sich schnell unter Druck gesetzt.
Wenn sich dann eine Situation ergibt, die als ganz besonders belastend empfunden wird, entsteht ein Gefühl der
Beklemmung.
Bei Hyperventilation wird der Bauch eingezogen und das
Zwerchfell in seiner normalen Funktion gestört. Der Atem
kann nicht mehr ungehindert die Lungen füllen, sondern
wird nach oben gepreßt; dies kann dann zur Hyperventilation führen. Ich habe hier ausdrücklich »kann« gesagt, da
keine zwei Menschen genau gleich reagieren. Beispielsweise
kann der eine auf Streß mit Magenschmerzen reagieren, der
andere mit Herzbeschwerden und wieder ein anderer eben
mit Hyperventilation. Mitunter kann man auch eine Kombination mehrerer solcher Beschwerden beobachten, aber mei-
stens wird der Körper an der schwächsten Stelle angegriffen.
Mehr über den Einfluß von Spannungen auf den Atem
finden Sie im Kapitel „Spannung und Entspannung" ab
Seite 71.

Die Kleidung. Heutzutage macht man sich lustig über die ein-
engende Kleidung vornehmer Damen des letzten Jahrhun-

derts, die versuchten, dem Ideal der sogenannten Wespentaille gerecht zu werden. Die Einschnürungen waren oft so stark, daß sie kaum atmen konnten. Wenn sie erschraken oder stark emotional berührt wurden, fielen sie in Ohnmacht. Sie »rangen mit wogendem Busen nach Luft«! Kein Wunder, sondern ganz gewöhnliche Hyperventilation.

Heute tragen viele junge Menschen knallenge Jeans und enge Gürtel, die keinen Raum für eine normale Atmung lassen. Das Resultat ist dasselbe: Beklemmungsgefühle und in schweren Fällen Ohnmachtsanfälle.

Durch gute Atemübungen, bei denen man lernt, den Bauch bei der Einatmung mühelos loszulassen, verschwindet die Hyperventilation, wenn man regelmäßig und konsequent übt. Es ist daher eine sehr dankbare Aufgabe, Hyperventilations-Patienten in ein gesundes Leben zu geleiten.

Nach allem, was bisher besprochen wurde, sollte deutlich geworden sein, daß das Atmen in eine Plastiktüte oder durch ein Atemgerät nicht mehr als eine Symptombekämpfung sein kann. Selbst zu lernen, eine tiefe Zwerchfellatmung einzusetzen und diese Atmung zur Gewohnheit werden zu lassen, führt zur wirklichen Genesung und macht darüber hinaus auch nicht abhängig von Hilfsmitteln.

In einigen Therapien wird dem Patienten der Auftrag gegeben, schnell und oberflächlich zu atmen, um ihm bewußt zu machen, wie die Beklemmung entsteht. Besser und effektiver ist es jedoch, auf positivem Wege eine gute Atemweise zu lernen.

Hyperventilation hängt ziemlich oft mit einer *Phobie* (krankhafte Angst) zusammen. Das erste Mal, als man einen Hyperventilationsanfall bekam, befand man sich beispielsweise in einem Auto, in einer engen Gasse oder in großer Gesellschaft, wo man sich sehr gestreßt fühlte. Die oberflächliche Atmung wird durch die Anspannung noch flacher, und man spürt ein Gefühl der Beklemmung. Diese Assoziation ist dann vorgegeben: Auto – Angst, enge Gasse – Angst, Gesellschaft – Angst. In diesen Fällen hat es sich oft gezeigt, daß mit Atemübungen in Verbindung mit Entspannungsübungen (siehe Seite 71–75) in einigen Monaten ein gutes Resultat erreicht wird.

Fallbeispiel: Eine Frau im Alter von achtundvierzig Jahren litt seit acht Jahren an Hyperventilation mit Beklemmung und Erstickungsanfällen mit Todesangst, die mehrmals in der Woche auftraten. Während dieser Zeit wurden ihr vom Arzt Beruhigungstabletten verschrieben. Nach drei Wochen Atemtherapie war sie anfallfrei. Nach insgesamt zehn Sitzungen verfügte Sie über eine gute, integrierte Atemweise.

Übungsteil 2

Für eine gute Atmung ist eine gerade Haltung sehr wichtig, und zwar im Sitzen ebenso wie im Stehen.

1. *Im Stehen:* Stehen Sie so, daß beide Füße nach vorne zeigen; kontrollieren Sie dies auch mit dem Blick – manchmal glauben Menschen, daß ihre Füße nach vorne weisen, obwohl in Wirklichkeit einer oder beide Füße schräg stehen. Stellen Sie nun die Füße hüftbreit auseinander. Richtig plazierte Füße geben dem Körper die beste Unterstützung und ziehen das Becken nicht aus seiner natürlichen Stellung.
– Lassen Sie in den Knien los, drücken Sie sie also nicht nach hinten, wie wir es heutzutage oft tun; daraus ergibt sich nämlich ein Hohlkreuz, was wiederum zu Knie- und Rückenbeschwerden führt. Probieren Sie selbst aus, die Knie nach hinten zu drücken und wieder loszulassen und spüren Sie, wie sich die Rückenkrümmung infolge der durchgestreckten Knie verändert. Ein Hohlkreuz hat außerdem noch eine ungünstige Wirkung auf die Atmung, weil dadurch die Stellung des Zwerchfells verändert wird.
– Lassen Sie die Schultern von ihrem eigenen Gewicht nach unten ziehen; die Spannung in den Schultern wird dadurch losgelassen. Dies ist sehr wichtig.
– Strecken Sie den Nacken, machen Sie Ihren Hals so lang wie möglich und sorgen Sie dafür, daß der Scheitel die höch-

ste Stelle Ihres Körpers ist; drücken Sie also nicht das Kinn nach unten, aber halten Sie es auch nicht hoch. Vor allem letzteres (das Hochhalten des Kinns) führt zu unnötigen Spannungen im Bereich der Kehle (siehe auch Seite 30).
– Machen Sie Ihren Rücken lang.

2. Stehen Sie in gerader Haltung und legen Sie eine Hand auf den Bauch und die Rückseite der anderen Hand auf den unteren Rücken. Die Hände befinden sich also einander gegenüber, eine auf der Vorderseite, die andere auf der Rückseite des Körpers. Atmen Sie ruhig und ganz entspannt und spüren Sie, wie sich beide Hände nach außen bewegen, wie beim Ziehharmonikaspielen. Bei der Ausatmung kommen sich die Hände näher, bis sie sich wieder in der Ausgangsposition befinden. Achten Sie darauf, daß der Atem in den Bewegungen beider Hände deutlich spürbar ist. Bewegt sich auch der Rücken mit? Anfangs ist der Rücken oft so unbeweglich und steif, daß die Atembewegung nicht zu spüren ist. Bei geduldigem Üben ist der Atem aber auch dort spürbar.

Bei einigen Menschen ist die hohe Atmung dermaßen hartnäckig, daß es schon mal einige Wochen dauern kann, bis das Brustbein nicht mehr hochgezogen wird. (»So etwas Dummes, im Liegen funktioniert es doch so gut«, höre ich sie sagen.)

Eine gute Kontrolle stellt die folgende Übung dar: Legen Sie eine Hand auf den Bauch und die Finger der anderen Hand auf die Mitte des Brustbeins. Welche Hand bewegt sich jetzt? Wenn die obere Hand eine deutliche Bewegung macht, während die untere Hand ruhig bleibt (schauen Sie jetzt nach unten), müssen Sie noch üben, um das Gegenteil zu erreichen. Die untere Hand muß sich deutlich bewegen, während die obere nahezu bewegungslos bleiben sollte.

Jetzt folgen noch einige Übungen in sitzender Haltung.

3. Sitzen Sie auf einem geraden Stuhl oder auf einem Hokker, ohne sich anzulehnen. Setzen Sie die Füße genau

24

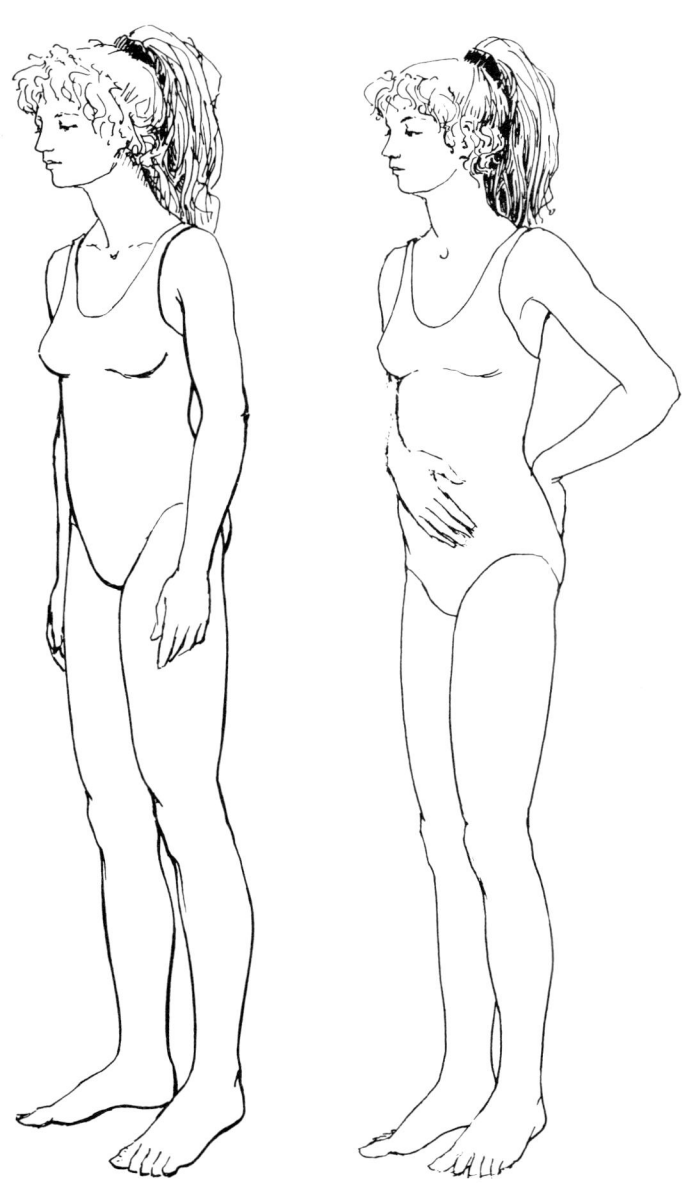

unterhalb der Knie auf den Boden. Sitzen Sie aufrecht; belasten Sie also nicht mit gekrümmtem Rücken das Steißbein, denn das ist besonders gefährlich für den Rücken. Machen Sie den Rücken lang.

Lassen Sie in den Schultern los und strecken Sie Ihren Hals. Legen Sie nun eine Hand auf den Bauch und die andere auf den unteren Rücken. Atmen Sie ruhig und konzentriert und achten Sie auf die Atembewegung (wie bei 2.).

Wenn Ihnen die tiefe Atmung gelingt, sinken Sie dann einmal in sich zusammen – ist die Atembewegung jetzt immer noch so groß, oder geht sie wieder nach oben und wird kleiner? Auch wenn Sie sich anlehnen, können Sie aufrecht sitzen, ohne sich »hängen zu lassen«.

4. Sitzen Sie wieder auf dem Stuhl oder Hocker und stellen Sie Ihre Füße weit auseinander. Lehnen Sie sich, mit auf den Knien aufgestützten Ellbogen, weit nach vorn und lassen Sie den Kopf nach unten hängen. Atmen Sie nach unten und spüren Sie die »ziehende« Wirkung der Bewegung im Rücken. Weil auf der Bauchseite nun weniger Platz ist, muß sich der Rücken mehr bewegen. Folgen Sie aufmerksam der Atembewegung im Rücken.

5. Sitzen Sie aufrecht und atmen Sie wieder nach unten. Fühlen Sie, wie die Sitzfläche mit der Einatmung breiter und mit der Ausatmung wieder schmaler wird. Sind bei der Einatmung alle Muskeln des Beckenbodens entspannt?

6. Stützen Sie beide Hände in die Seiten, wobei der Daumen nach hinten und die anderen Finger nach vorn weisen. Spüren Sie, wie beide Hände mit der Einatmung nach außen gedrückt werden (lassen Sie die Hände dem Druck nachgeben) und drücken Sie mit der Ausatmung wieder etwas nach innen. Spüren Sie die Atembewegung in den Flanken.

Versuchen Sie, nach und nach den Atem zu vertiefen – es ist nämlich durchaus möglich, über eine tiefe Zwerchfellatmung zu verfügen und dennoch flach zu atmen, nämlich dann, wenn die Bewegung des Zwerchfells klein bleibt. Außerdem gibt eine tiefere Atmung mehr Energie!

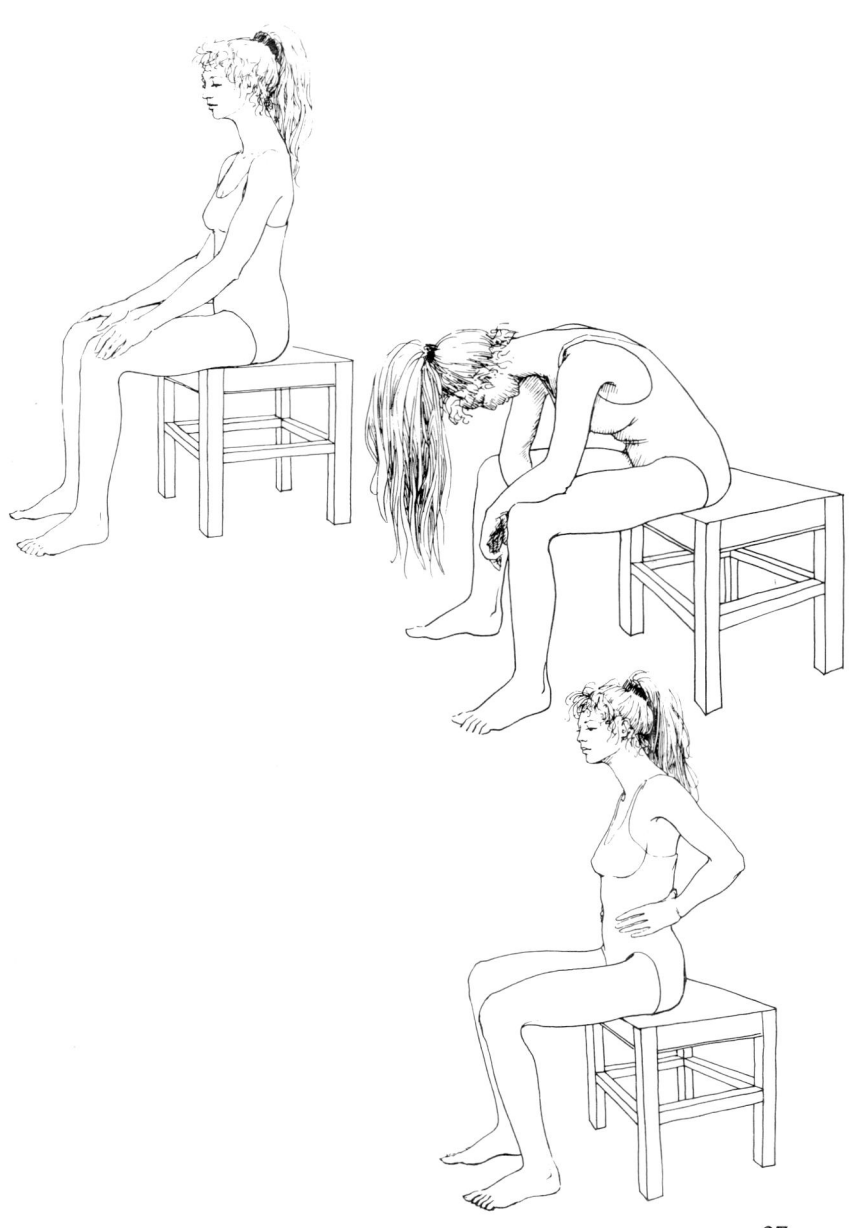

27

Asthma

Asthma (asthma bronchiale) ist wohl eine der gefürchtetsten Erkrankungen der Atemwege. Die beklemmenden Erstik- kungsanfälle, mit denen diese Krankheit einhergeht, sind eine scheußliche Erfahrung für den Betroffenen selbst und für seine Umgebung. Heutzutage kann man mit Medika- menten schon viel erreichen, aber die Krankheit bleibt den- noch latent vorhanden. Die Abhängigkeit von den Medika- menten ist eine ständige Erinnerung daran, daß man in sei- nen Möglichkeiten beschränkt ist, sei es auf sportlichem oder sozialem Gebiet. (Räume, die voller Menschen sind, wirken oft sehr beklemmend, besonders wenn dort auch noch geraucht wird.)

Was ist Asthma denn eigentlich, und wie kann eine gute Atmung hier Erleichterung oder oft sogar Genesung brin- gen?

Beim Asthma handelt es sich um eine krampfartige Ver- engung der Atemwege, die auf einer Überempfindlichkeit der Bronchien und Bronchiolen, den kleineren Verzweigun- gen der Atemwege, beruht. Diese Überempfindlichkeit kann die Folge einer Allergie gegen bestimmte Stoffe sein; denken Sie dabei beispielsweise an Blütenstaub, Hausstaub oder Schimmel. Oft besteht auch ein Zusammenhang mit nicht vollständig ausgeheilten Infektionen der Atemwege.

Auf welche Weise kommt es nun zu einem Asthmaanfall? Durch die Überempfindlichkeit der Bronchien und eine feh- lerhafte Atmung verkrampfen sich die Atemwege, die Schleimhäute der Bronchien schwellen an und eine Überproduktion zähen Schleims verengt die Atemwege noch zusätzlich, so daß der Patient das Gefühl hat, keine Luft mehr zu bekommen.

Atemtechnisch gesehen, passiert nun folgendes: Bei der Ausatmung sind die Atemwege normalerweise – aber natür- lich auch bei Asthma – enger als bei der Einatmung. Die Ausatmung verstärkt also das Beklemmungsgefühl, und der

28

Patient versucht erneut einzuatmen, noch bevor er richtig ausgeatmet hat. Das verstärkt das Beklemmungsgefühl noch weiter und wird durch die unmittelbar auftretenden Angstgefühle noch verschlimmert.

Um den Atem doch noch herauszupressen, werden alle Muskeln, die an der Atmung beteiligt sind, angespannt – auch und vor allem die Muskeln der Kehle und des Mundbodens. Es bedarf wohl keiner genaueren Erklärung, daß durch diese Anspannung das Atmen noch schwerer fällt und die Beklemmungsgefühle weiter zunehmen. Auch in anfallsfreien Zeiten behält der Asthmapatient eine »hohe Brustatmung« bei, und auch bei der Ausatmung bleibt das Zwerchfell im Tiefstand verkrampft, so daß es kaum arbeitet. Hier kann eine gute Atemtherapie ansetzen und viel bewirken.

Indem der Patient lernt, eine tiefe Zwerchfellatmung zu gebrauchen, lernt er auch, ruhig und *vollständig* auszuatmen. In dem Maße, in dem er diese Atemmethode trainiert und beherrscht, verliert er nach und nach die Angst vor den Asthmaanfällen, die außerdem immer seltener werden.

Die Atemtherapie wirkt noch intensiver, wenn sie mit Entspannungsübungen kombiniert wird (siehe Seite 71–75), denn auch beim Asthma spielt die psychische Verfassung eine große Rolle. Sehr oft sind Asthmapatienten Menschen, die mit einer großen Anstrengung unbedingt das durchsetzen wollen, womit sie gerade beschäftigt sind. Dieses Sichselbst-etwas-beweisen-Wollen kostet viel Energie, und auch der Atem wird energisch eingesetzt und nach außen gepreßt. Solche Menschen müssen also lernen, bewußt loszulassen und den Atem frei zuzulassen. Ein Asthmapatient sagte mir einmal: »Bei der Einatmung drücke ich meinen Bauch heraus.« – Das zeigt genau, wie verkehrt der Atem in solchen Fällen »beherrscht« wird. Entspannungsübungen für Kehlkopf und Mundboden können eine befreiende Wirkung haben, da auch hier viele Spannungen sitzen können. Zu oft heißt es »die Zähne zusammenbeißen«.

Durch die bessere Ventilierung der Lungen werden diese auf längere Sicht gesehen gründlich gereinigt, wodurch die

Abwehrkräfte der Schleimhaut zunehmen. So kann man, selbst Monate nachdem die Atemtherapie abgeschlossen ist, noch immer eine zunehmende Verbesserung spüren, unter anderem eine größere Widerstandskraft gegen Infektionen. Für den Asthmapatienten ist eine gute Körperhaltung besonders wichtig. Lassen Sie den Kopf nicht nach hinten fallen, denn dadurch entsteht eine unnötige Anspannung im Bereich der Kehle, sondern halten Sie sich gerade (siehe Übungen 1 bis 3 im zweiten Übungsteil, Seite 23–27). Bei Asthmapatienten kann man häufig einen Rundrücken und eine übermäßige Krümmung der Halswirbelsäule beobachten.

Eine richtige Atemtherapie hilft, alle körperlichen Aktivitäten zu verbessern, indem sie die Beklemmungsgefühle zum Verschwinden bringt.

Fallbeispiele: Ein Mann, siebenunddreißig Jahre alt, leidet seit seiner Kindheit unter Asthma und hat außerdem zu hohen Blutdruck. Bereits nach einigen Wochen Atemtherapie stellt sich eine deutliche Erleichterung seiner Beschwerden ein. Nach zehn Wochen Therapie kommt er mit täglich nur einer Kapsel gegen seine Beschwerden, statt vier bis fünf wie früher, aus. Auch sein Blutdruck hat sich normalisiert. Er fühlt sich gesünder und freier.

Eine achtzigjährige Frau leidet an Asthma und Emphysem. Nach zwei Monaten Atemtherapie ergibt eine ärztliche Kontrolle eine deutliche Verbesserung ihrer Lungenfunktion.

Übungteil 3

Wenn Sie zwei Wochen lang täglich üben, werden Sie die tiefe Zwerchfellatmung im Stehen, Sitzen oder Liegen beherrschen.

Versuchen Sie nun, die Übungen in Ihren Alltag einzubauen. Üben Sie morgens vor dem Aufstehen und abends vor dem Einschlafen einige Minuten im Liegen. Achten Sie auf Ihren Atem, wenn Sie gemütlich bei einer Tasse Tee oder Kaffee sitzen. Ist er deutlich fühlbar und tief? Stehen Sie im Supermarkt oder auf der Post in der Schlange oder warten Sie darauf, daß Ihr Teewasser kocht? Machen Sie aus der Wartezeit eine Übungseinheit für die tiefe Atmung!

Aber wir stehen, sitzen oder liegen ja nicht immer. Auch wenn wir uns bewegen, sollten wir über eine vollständige Atmung verfügen können.

In den folgenden Kapiteln werden Übungen vorgestellt, bei denen die Atmung mit Bewegung kombiniert wird.

Zunächst folgen einige Übungen, die Kopf und Schultern lockern, da diese Bereiche aufgrund einer falschen Atemtechnik meist sehr verkrampft sind und schmerzen (siehe auch Seite 14).

1. Sitzen Sie aufrecht und beschreiben Sie mit dem Kopf einen möglichst großen Kreis. Führen Sie die Bewegung sehr langsam und aufmerksam durch: nach vorne, seitlich zur Schulter, nach hinten und weiter seitwärts über die andere Schulter wieder nach vorn. Nachdem Sie den Kopf dreimal haben kreisen lassen, wiederholen Sie die Bewegung noch dreimal in die andere Richtung, wieder äußerst langsam und achtsam. Wenn Sie diese Übung über längere Zeit durchführen, sollte Ihr Nacken spürbar beweglicher werden. Öffnen Sie jetzt den Mund, wenn Sie den Kopf nach hinten biegen, so daß keine unnötige Spannung im Kehlbereich entsteht.

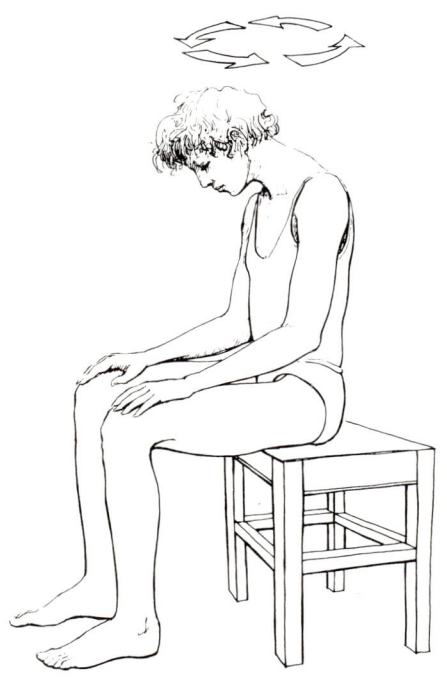

2. Ziehen Sie die rechte Schulter hoch und bewegen Sie sie so weit wie möglich nach hinten und unten und schließlich nach vorn und wieder nach oben. Achten Sie dabei auf äußerste Langsamkeit und Konzentration. Der Rumpf sollte sich nicht mitbewegen, und der Arm sollte entspannt nach unten hängen. Wiederholen Sie diesen Bewegungsablauf dreimal, bevor Sie die Schulter dann dreimal in die entgegengesetzte Richtung kreisen lassen.

Anfangs wird die Bewegung noch recht holprig und stokkend ablaufen, doch mit der Zeit wird sie sicherlich flüssiger werden.

Üben Sie danach dieselbe Bewegung mit der anderen Schulter und schließlich mit beiden Schultern gleichzeitig – immer langsam und sorgfältig (eine Runde sollte etwa fünfzehn Sekunden dauern).

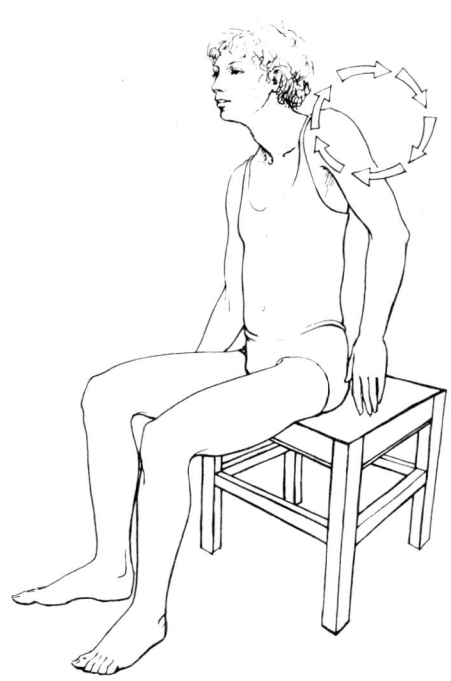

3. Legen Sie die Hände locker auf die Hüften und beugen Sie sich (mit lockeren Knien) etwas nach vorn. Atmen Sie tief und spüren Sie, wie sich Ihr Bauch bei der Einatmung entspannt. Ziehen Sie nun mit der Ausatmung ganz bewußt den Bauch leicht ein. Spüren Sie, wie sich in dieser Stellung Ihre Rückenmuskeln dehnen. Atmen Sie etwa sechsmal ein und aus und richten Sie sich dann wieder auf.
4. Legen Sie die Hände wieder locker auf die Hüften und beugen Sie sich diesmal nach hinten. Atmen Sie tief ein und spüren Sie, wie sich Ihre Brust mit der Einatmung ausdehnt. Öffnen Sie bei dieser Übung den Mund, um Spannungen im Kehlbereich zu vermeiden. Atmen Sie etwa sechsmal ein und aus. Diese Übung ist besonders für Asthmapatienten sehr hilfreich.

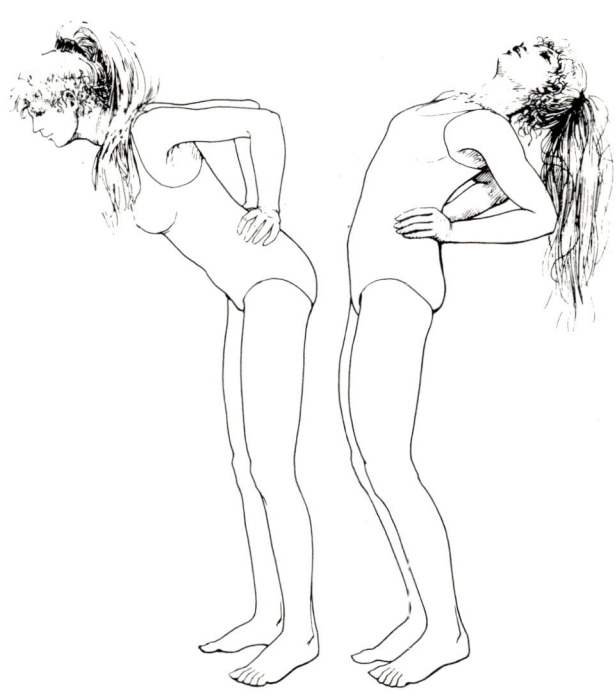

5. Legen Sie die linke Hand auf die Hüfte und lassen Sie den rechten Arm über den Kopf hängen. Beugen Sie sich nun seitlich nach links und spüren Sie, wie sich mit der Einatmung die gesamte rechte Körperhälfte dehnt. Atmen Sie drei- bis viermal ein und aus und wiederholen Sie die Übung dann nach der anderen Seite.

Durch die letzten drei Übungen lernen wir, den Atem deutlich in Rücken, Bauch und Flanken zu spüren.

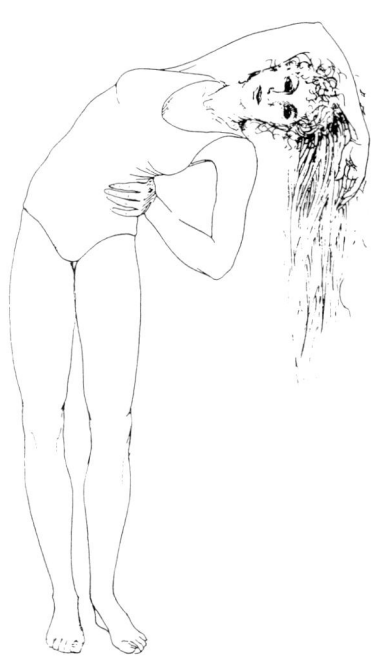

Lungenemphysem

Das Lungenemphysem ist eine Krankheit, von der vor allem ältere Menschen betroffen sind. Meist wird auf diese Diagnose mehr oder weniger mit Resignation reagiert. Das Lungengewebe ist geschädigt, da kann man wohl nichts mehr machen... Da heißt es dann »sich in die Dinge fügen«, und der Patient muß wohl oder übel lernen, so gut wie möglich »mit seiner Krankheit zu leben«, das heißt mit zunehmenden Beklemmungsgefühlen und Kurzatmigkeit.

Auch hier kann eine gute Atemtherapie deutliche Verbesserungen bewirken. Es ist beim Lungenemphysem besonders wichtig, den Patienten auf dem verbesserten Niveau zu halten, da sonst ein allmählicher Rückfall unvermeidlich ist.

Wie schon gesagt, ist das Lungengewebe zum Teil geschädigt, was einen nicht wiederherstellbaren Verlust bedeutet. Das noch funktionsfähige kann jedoch besser genutzt werden.

Sehr oft weisen die Krankengeschichten dieser Patienten frühere Atemwegsinfektionen auf, und auch Asthma kann in fortgeschrittenerem Alter manchmal in ein Lungenemphysem übergehen.

Wie verläuft nun die Atmung bei einem Lungenemphysem? Wir haben bereits die Hyperventilation als eine Erkrankung kennengelernt, bei der zuviel ausgeatmet und zu wenig eingeatmet wird. Beim Lungenemphysem haben wir es mit dem genauen Gegenteil zu tun: Es wird zuviel eingeatmet und zu wenig ausgeatmet. Der Patient versucht, mehr Luft zu bekommen, vergißt jedoch auszuatmen. Deshalb entwickelt sich auch bei Asthmapatienten oft später im Leben ein Lungenemphysem. Sie haben ebenfalls verlernt, ruhig und entspannt auszuatmen.

Die Folgen kann man sich denken: Der Brustkorb ist ständig in Einatmungsstellung, die Brustmuskulatur versteift sich, und der Brustkasten erstarrt in einem tonnenförmig aufgeblasenen Zustand. Das elastische Lungengewebe ist dauernd überfüllt, was zur Folge hat, daß»der Dampf raus ist«. Die Spannung des überdehnten Brustkastens wird oft als ein einengendes, schmerzhaftes Band empfunden. Nach einigen Wochen Therapie verschwindet dieses Gefühl. Ein Patient drückte das einmal so aus:»Es fühlt sich gerade so an, als seien meine Rippen nach unten gefallen.« Das Zwerchfell steht in einer tiefen Einatmungsstellung und ist dort erstarrt. Dies hat auch auf das Herz eine ungünstige Auswirkung (J. L. Schmitt: *Atemheilkunst)*.

Der Patient muß nun lernen, auszuatmen, am besten gegen die etwas gespitzten und halb geschlossenen Lippen, etwa so, wie man eine Kerze ausbläst. Diese Art auszuatmen erschwert die Atmung zwar etwas, aber das Schließen der Bronchiolen, das normalerweise beim Lungenemphysem stattfindet, wird vermieden. Der Patient bläst solange, bis wirklich die gesamte verbrauchte Luft ausgeatmet ist. Die neue Einatmung erfolgt dann spontan von selbst. Es ist wieder Raum dafür vorhanden!

Selbstverständlich müssen auch die Lockerungsübungen für den versteiften Schultergürtel (Seite 26) durchgeführt werden, bis das Brustbein nicht mehr hochgezogen wird.

Der Patient muß auch lernen, richtig abzuhusten: zuerst tief einatmen, und dann direkt mit der Ausatmung beginnen. Nachdem etwa halb ausgeatmet wurde, kann mit dem Husten begonnen werden. Es wird damit verhindert, daß ein zu starker Druck auf die Lungenbläschen ausgeübt wird, der sie zum Platzen bringen kann.

Schleim kann am besten abgehustet werden, indem man die Luft mit kleinen, schnellen Stößen des Zwerchfells (also vom Bauch aus) kräftig nach außen bringt und dabei jedesmal die Silbe „hu" ausspricht (siehe auch Übung 6 in Teil 6, Seite 57). Der Mund bleibt die ganze Zeit locker geöffnet, der Unterkiefer ist entspannt. Wiederholen Sie dies eventuell zwei- bis dreimal, und etwas später noch einmal. Die Menge des auf diese Weise ausgeschiedenen Schleims kann durch eine konsequent durchgehaltene Atemtherapie in einigen Wochen um die Hälfte vermindert werden, bis sie schließlich auf Null zurückgeht.

Die *ganze Aufmerksamkeit* des Patienten muß also auf eine vollständige Ausatmung gerichtet sein, denn nur so erfolgt auch eine umfangreichere Einatmung. Der Patient fühlt sich besser, weniger eingeengt, und die Gesichtsfarbe verliert ihre bläuliche Tönung, weil durch die bessere Ausatmung mehr überschüssiges Kohlendioxyd ausgeschieden wird.

Fallbeispiel: Ein siebenundfünfzigjähriger Mann litt seit einigen Jahren an einem Lungenemphysem und empfand sehr schnell Beklemmungsgefühle. Nach neun Stunden Atemtherapie fühlte er sich bereits viel besser. Ein Besuch beim Lungenarzt ergab, daß sich seine Lungenfunktionen deutlich verbessert haben.

Übungsteil 4

Wenn Sie drei Wochen lang gut und regelmäßig geübt haben, ist die Atembewegung jetzt am ganzen Rumpf zu spüren. Mit den folgenden beiden Übungen können Sie dies nachprüfen.

1. Setzen Sie sich aufrecht auf einen Hocker oder Stuhl. Legen Sie die rechte Hand flach unter das linke Schlüsselbein und spüren Sie die leichte, noch kaum wahrnehmbare Atembewegung. Machen Sie die Übung dann auf der anderen Seite, mit der linken Hand unter dem rechten Schlüsselbein.

Legen Sie die rechte Hand flach auf die linke Seite des Brustkorbes, direkt unter die Achsel. Spüren Sie die seitwärts gerichtete Bewegung. Legen Sie dann die linke Hand auf die rechte Seite und wiederholen Sie die Übung.

Legen Sie beide Hände seitlich flach auf den Brustkorb, die kleinen Finger etwa in Höhe der Taille. Alle Finger weisen nach vorn. Spüren Sie die Bewegung Ihres Atems.

Legen Sie beide Hände nebeneinander auf den unteren Rücken und verfolgen Sie die Atembewegung.

Legen Sie nun eine Hand zwischen die Schulterblätter und konzentrieren Sie sich auf den Atemrhythmus.

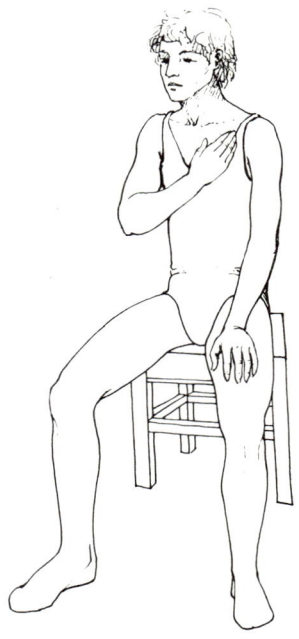

2. Sitzen Sie aufrecht und setzen Sie die Kuppen der drei mittleren Finger beider Hände senkrecht seitlich auf die unterste Rippe. Spüren Sie, wie sich die Rippen mit der Einatmung ausdehnen. Beim Ausatmen drücken Sie mit den Fingern leicht nach. Wiederholen Sie diese Übung etwa dreimal und setzen Sie dann die Finger gegen die folgende (höhere) Rippe und wiederholen Sie die Prozedur.

Legen Sie die Fingerkuppen jeweils auf die nächsthöhere Rippe und wiederholen Sie die Übung etwa fünfmal.

Beim Ausatmen sollte der Druck der Finger leicht sein, weil dadurch ein kräftiger Einatmungsreflex ausgelöst werden kann. Sie können diese Übung auch auf dem Rücken liegend durchführen.

Die nun folgenden Übungen kombinieren Bewegung und Atemrhythmus. Wiederholen Sie jede Übung etwa fünf- bis sechsmal.

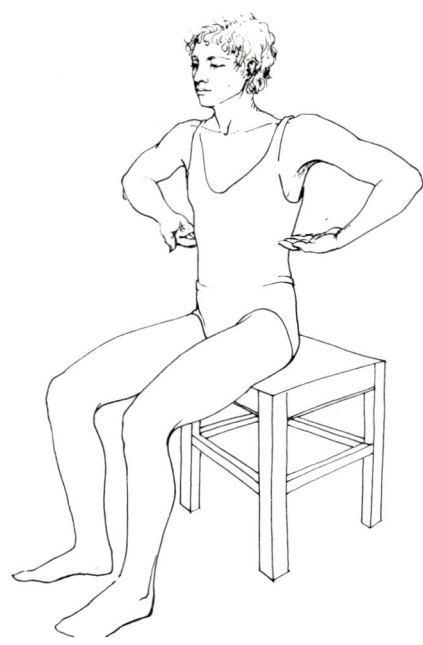

3. *Im Liegen*: Heben Sie beide Arme mit dem Einatmen hoch, und legen Sie sie mit der Ausatmung wieder ab. Machen Sie die Übung langsam und konzentriert.

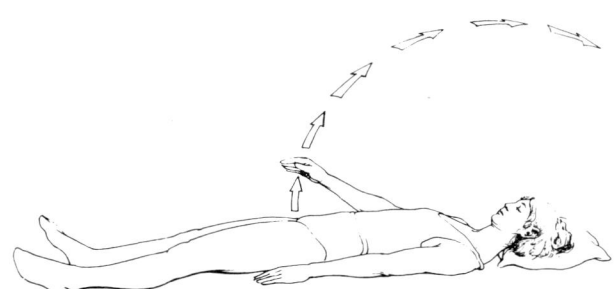

4. *Im Liegen*: Strecken Sie mit dem Einatmen beide Füße, so daß die Zehen vom Körper weg weisen, und beugen Sie sie beim Ausatmen wieder zurück, so daß die Zehen zum Körper weisen. Halten Sie diese Stellung so lange, bis die Einatmung spontan einsetzt. Die Ausatmung wird dadurch etwas verlängert, und das ist ein gutes Mittel gegen zu schnelles Wiedereinatmen, bevor richtig ausgeatmet wurde.

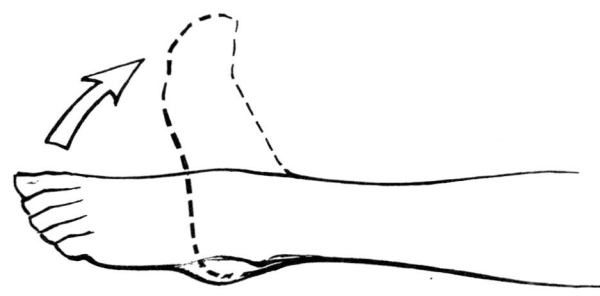

Dies ist also eine sehr gute Übung für Emphysempatienten – ebenso wie auch die folgende Übung.
5. *Im Sitzen*: Falten Sie die Hände. Atmen Sie ein und drük- ken Sie mit dem Ausatmen die Hände fest zusammen, bis

die erneute Einatmung erfolgt. Auch diese Übung verlängert die Ausatmung.

6. *Im Stehen*: Heben Sie mit dem Einatmen beide Arme seitlich nach oben und bringen Sie sie mit dem Ausatmen wieder in die Ausgangsstellung zurück.

7. *Im Stehen*: Wie Übung 6, jedoch gehen Sie jetzt auf die Zehenspitzen, während Sie die Arme heben. Mit dem Ausatmen kehren Sie in die Ausgangsstellung zurück.

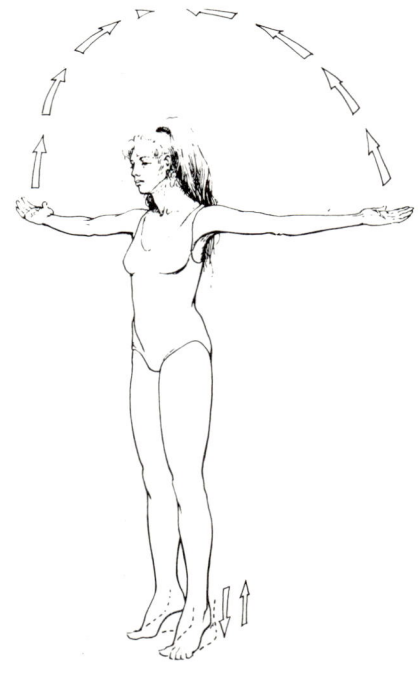

Bei den beiden letzten Übungen müssen Sie gut darauf achten, daß Ihr Atem trotz der nach oben gerichteten Bewegung tief bleibt und in den Bauch geht. Der Atem ist bei all diesen Übungen das Wichtigste; die Bewegung ist Nebensache. Bleibt der Atem trotz der Bewegung tief im Bauch?

Herz- und Gefäßerkrankungen

Viele Menschen sind zunächst erstaunt, wenn sie hören, daß Atemtherapie auch bei Herzbeschwerden Anwendung findet. Bei jenen Erkrankungen, die in den letzten drei Kapiteln behandelt wurden, ist der Zusammenhang mit dem Atem sofort deutlich, während dies bei Herz- und Gefäßerkrankungen nicht so offensichtlich ist. Und dennoch besteht ein sehr enger Zusammenhang zwischen der Atmung und dem Blutkreislauf. Um dies zu verdeutlichen, wird hier nun ausführlicher behandelt, was bereits im ersten Kapitel angesprochen wurde.

Wir unterscheiden zwischen dem großen und dem kleinen Blutkreislauf, die zusammen sozusagen die Transportwege innerhalb unseres Körpers bilden. Das Herz ist das Antriebsorgan für beide.

Der große Kreislauf durchströmt den gesamten Körper. Die Hauptschlagader (Aorta) entspringt dem Herzen und verzweigt sich in immer kleinere Blutgefäße. Die kleinsten sind die Kapillaren, die Sauerstoff und Nährstoffe in alle Gewebe transportieren.

Im Körpergewebe findet die Verbrennung statt, wodurch Wärme und Energie frei werden. Dabei fallen auch Abfallstoffe an (man denke nur an die Schlacken, die bei Feuer entstehen), die wiederum über die Blutbahn zurücktransportiert und schließlich ausgeschieden werden. Auf diese Weise werden CO_2 (Kohlendioxyd) und H_2O (Wasser) zum Herzen zurückgeführt.

Im Herzen hat auch der kleine Kreislauf seinen Ursprung, der nur zu den Lungen und dann wieder zurück zum Herzen führt. Der kleine Kreislauf befördert das Kohlendioxyd zu den Lungen, von wo es ausgeatmet wird.

Mit dem Einatmen nehmen wir Sauerstoff aus der Luft ins Blut auf, der direkt zum Herzen transportiert wird. Von dort aus wird der Sauerstoff über den großen Blutkreislauf im gesamten Körper verteilt.

Wir sehen also, daß Atmung und Blutkreislauf in sehr engem Zusammenhang stehen und daß eine gute Atmung einen großen Einfluß auf Herz und Blutgefäße hat. Im einzelnen hat das folgende Gründe:

1. Alle Organe – also auch das Herz – arbeiten besser, wenn sie optimal mit Sauerstoff versorgt werden.
2. Da das Herz gewissermaßen auf dem Zwerchfell ruht und mit ihm verbunden ist, erfährt es jede Bewegung des Zwerchfells. Wenn sich durch eine ungenügende Atemweise im Zwerchfell »nichts tut«, es sich also nicht oder kaum bewegt, fehlt dem Herzen die regelmäßige Massage durch die Zwerchfellbewegungen. Bei einer vollständigen Atmung wird das Herz nämlich mit der Einatmung größer (Zugkraft des Zwerchfells) und mit der Ausatmung kleiner. Dies kommt nicht nur der Elastizität des Herzens, sondern auch seinem Schlagvolumen zugute. Das Herz kann mehr Blut aufnehmen, und dadurch strömt auch mehr Blut zu den Lungen, um dort erneut Sauerstoff aufzunehmen.
Diese Veränderung der Größe des Herzens bei der Ein- und Ausatmung ist nicht mit den Veränderungen des Herzvolumens beim Herzschlag zu verwechseln.
3. Indem das Zwerchfell beim Einatmen absinkt, entsteht ein Druck in der Bauchhöhle, während es zugleich zu einem Unterdruck in der Brusthöhle kommt. Dieser Druck bewirkt, daß das sauerstoffarme Blut aus dem Unterleib (das über das Herz zu den Lungen zurückfließen muß) durch die untere Hohlvene (*vena cava inferior*) angesaugt und dem Herzen gleichsam angeboten wird. Hierdurch wird das Herz besonders entlastet, denn bei einem sich nicht oder kaum bewegenden Zwerchfell muß das Herz die gesamte Arbeit, die notwendig ist, um das Blut aus dem Unterleib nach oben zu pumpen, selbst verrichten.
Man könnte also sagen, daß das Zwerchfell eine dem Herzen vorgeschaltete »Saug-/Druckpumpe« ist, beziehungsweise, daß das Zwerchfell eine Art zweites »Herz« für den Kreislauf darstellt.

Zusammenfassend kann man sagen, daß der gesamte Kreislauf – wovon das Herz nur einen Teil ausmacht – bei einer vollständigen Atmung besser arbeitet und darüber hinaus auch durch das Vermeiden unnötiger Verspannungen weniger zu leiden hat.

Fallbeispiel: Ein zweiundsechzigjähriger Mann mit Herzrhythmusstörungen unterzog sich vor zwei Jahren einer Herzoperation. Nach zehn Therapiestunden sind seine Herzbeschwerden praktisch verschwunden, er nimmt keine Medikamente mehr ein und fühlt sich wie »neugeboren«.

Übungsteil 5

Bewegungen mit dem Atemrhythmus, so wie sie im vorigen Kapitel aufgeführt wurden, sind einfacher als vom Atem unabhängige Bewegungen. Die Bewegungen, die wir im Alltag machen, sind jedoch spontan und somit vom Atemrhythmus unabhängig. Dies wird deutlich, wenn wir etwa an die Bewegung denken, die wir beim Gehen machen. Es ist ja wohl auch zuviel verlangt, daß wir beispielsweise den linken Fuß mit dem Einatmen und den rechten Fuß mit dem Ausatmen bewegen.

Wir müssen also lernen, uns zu bewegen und dabei gleichzeitig tief und gründlich zu atmen. Dazu dienen die nun folgenden Übungen.

1. *Im Stehen:* Wippen Sie mit beiden Füßen gleichzeitig abwechselnd von den Zehen auf die Fersen, und zwar in einem relativ schnellen Tempo. Zählen Sie dabei, wie oft Sie diese Bewegung mit der Ein- und mit der Ausatmung machen. (Etwa zwei- bis viermal mit der Einatmung und ebenso oft mit der Ausatmung?)

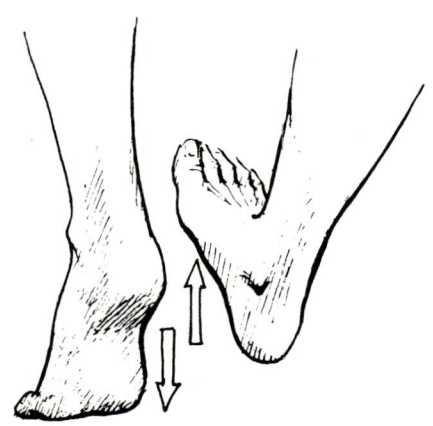

2. *Im Stehen:* Wie Übung 1, nur daß sich jetzt beide Füße entgegengesetzt bewegen: Wenn der eine Fuß auf den Zehen steht, ruht der andere Fuß auf der Ferse und umgekehrt. Führen Sie die Übung in normaler Schrittgeschwindigkeit durch. Wo sitzt der Atem, im Unterleib?

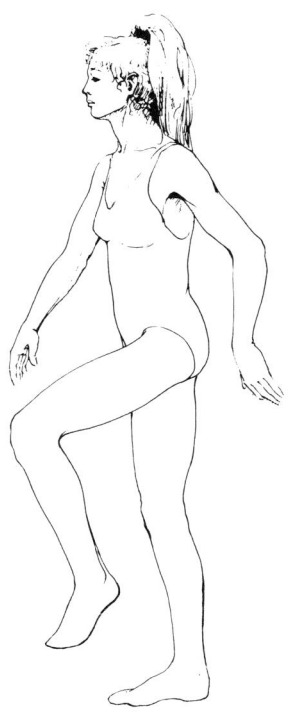

3. *Im Stehen:* Wie Übung 2, wobei jetzt die Arme hin- und herschwingen. Dies gleicht einem auf der Stelle ausgeführten Paradeschritt.
4. *Im Stehen:* »Joggen« Sie zunächst auf der Stelle und hüpfen Sie anschließend auf der Stelle. Achten Sie dabei wiederum auf ihren Atem!

5. *Im Stehen:* Federn Sie mit kleinen, sanften Bewegungen in den Knien und in den Knöcheln und kommen Sie zwischendurch kurz auf die Zehen. Wiederholen Sie dies etwa sechs- bis zehnmal mit der Einatmung und ebenso oft mit der Ausatmung. Sie sollten die Übung etwa eine Minute lang machen; sie ist gut für die Elastizität der Knöchel sowie der Knie- und Hüftgelenke.

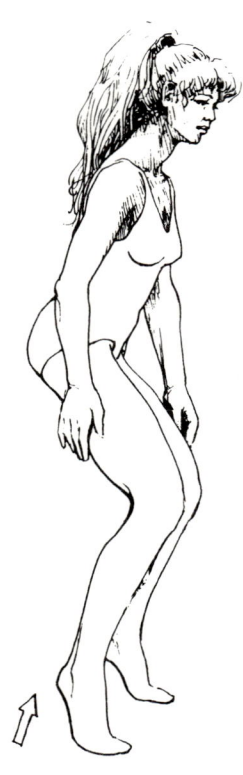

6. *Im Sitzen oder Stehen:* Strecken Sie die Arme seitlich aus, und machen Sie kleine, drehende Bewegungen. Achten Sie auf Ihre Atmung.

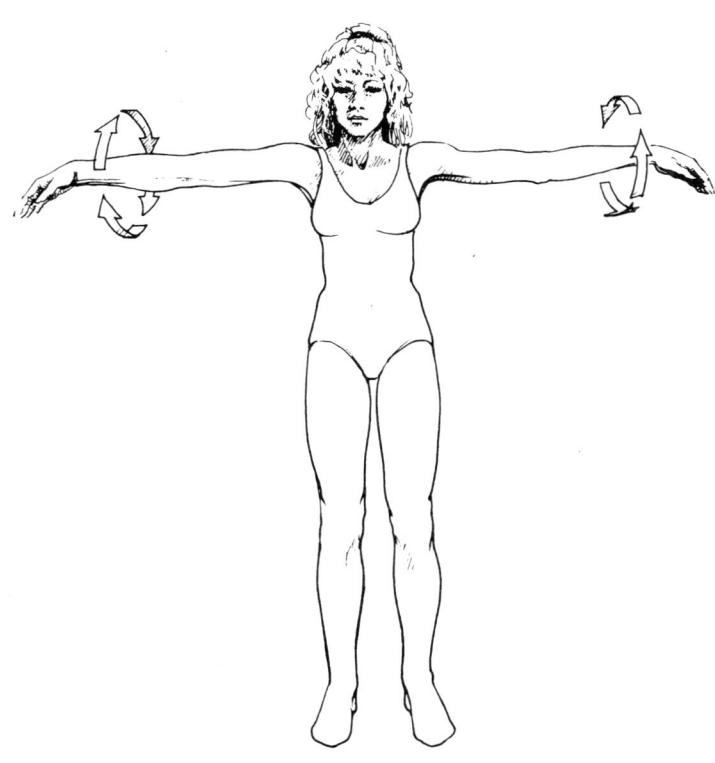

7. *Im Sitzen oder Stehen:* Strecken Sie die Arme nach oben und lassen Sie von den Schultern aus kleine Ruckbewegungen nach hinten entstehen. Zählen Sie, wie oft Sie diese Bewegung mit der Einatmung und wie oft mit der Ausatmung machen. Achten Sie darauf, daß Ihre Atmung bei dieser aufwärtsgerichteten Bewegung nicht nach oben geht.

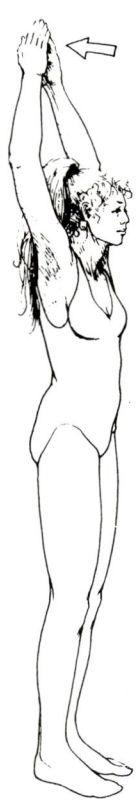

Sobald Sie diese Übungen beherrschen, sollten Sie damit beginnen, beim Laufen und Radfahren auf Ihren Atem zu achten. Diese Bewegungen laufen so automatisch ab, daß Sie dabei Ihre ganze Aufmerksamkeit auf den Atem lenken können. Schon bald werden auch gesunde Menschen feststellen, daß sie nicht mehr so schnell außer Atem kommen, sei es beim Radfahren – besonders gegen den Wind – oder wenn sie bergauf gehen müssen.

Diejenigen, die unter Atembeschwerden leiden, empfinden jetzt das gewöhnliche Gehen als viel leichter und weniger anstrengend.

Bluthochdruck

Im vorigen Kapitel haben wir gesehen, wie eng die Atmung mit dem Kreislauf zusammenhängt und diesen zu beeinflussen vermag. Es ist also naheliegend, daß auch der Blutdruck mit der Atmung zusammenhängt und von ihr beeinflußt wird.

Im Rahmen dieses kleinen Büchleins kann nicht auf alle Aspekte des Bluthochdrucks (Hypertonie) eingegangen werden. Wir wollen hier nur die Punkte berücksichtigen, bei denen der Atem eine äußerst wichtige Rolle spielt.

Zahlreiche Untersuchungen haben bestätigt, daß eine verbesserte Atemfunktion gute Resultate beim Bluthochdruck erzielen konnte (siehe dazu unter anderem Prof. L. G. Tirala: *Heilatmung bei Blutdruck-, Herz- und Kreislaufkrankheiten;* Dr. med. J. L. Schmitt: *Atemheilkunst*). Worauf beruht diese Wirkung?

Bei der Blutdruckmessung wird ein hoher und ein niedriger Druckwert festgestellt. Der arterielle Spitzendruck, der sogenannte systolische Druck, ist der Druck der in den Blutgefäßen herrscht, während das Herz sich zusammenzieht und das Blut dadurch aus dem Herzen in die Blutgefäße gepumpt wird. Dieser Druck liegt etwa bei 120, kann aber auch höher sein, zumal man von der Formel »100 plus Alter« ausgeht.

Der niedrige Druckwert, der sogenannte diastolische Druck, ist der Druck in den Blutgefäßen während der Phase, in der sich das Herz wieder entspannt. Auf diesen niedrigen Druck wird der meiste Wert gelegt. Normalerweise liegt er bei etwa 80 und wird, so er über 90 steigt, als zu hoch bezeichnet

Für einen günstigen Blutdruck ist die Elastizität der Blutgefäße natürlich von besonderer Bedeutung. Weiterhin spielen einige Organe noch eine Rolle bei der Regulation des Blutdrucks – allen voran die Nieren. Werden die Nieren schlecht durchblutet und daher unzureichend mit Sauerstoff versorgt, bilden sie Renin, was wiederum dazu führt, daß ein Stoff ausgestoßen wird, der den Blutdruck erhöht. Dadurch versuchen die Nieren gleichsam eine bessere Durchblutung und damit eine bessere Sauerstoffversorgung zu erhalten. Auch andere Organe bilden bei einem Mangel an Sauerstoff Substanzen, die den Blutdruck ansteigen lassen. Des weiteren kommt es bei Hypertonie in den kleinsten und allerkleinsten Blutgefäßen zu Widerständen und Verkrampfungen und somit zu einer verringerten Sauerstoffzufuhr in diesen Bereichen. Wird dieser Sauerstoffmangel behoben, so lösen sich die Widerstände und Verkrampfungen auf. Auch Entspannungsübungen vermögen einen günstigen Einfluß auf diese Verkrampfungen auszuüben. Bei allen bisher genannten Erkrankungen sehen wir also immer wieder, wie bedeutsam eine entspannte Lebensweise ist und wie negativ die Folgen sind, wenn es an dieser gelösten Haltung fehlt.

Entspannungsübungen sollen also als Ergänzung zur Atemtherapie verstanden werden. Die Kombination beider Methoden bringt einen zu hohen Blutdruck erfahrungsgemäß schnell in Ordnung.

Im Jahre 1986 wurde im Twenteborg-Hospital in Almelo anläßlich einer Pilotstudie die Auswirkung der Atemtherapie bei Bluthochdruck in der letzten Phase der Schwangerschaft untersucht[*].

Die Untersuchung beschränkte sich auf eine relativ kleine Gruppe von Frauen, die allerdings sehr motiviert an dem Versuch teilnahmen. Bei etwa 80 Prozent der Patientinnen war auf den Hypertonie-Verlaufskurven eine deutliche Senkung der Werte zu beobachten.

Fallbeispiel: Eine zweiundfünfzigjährige Frau litt seit mehreren Jahren an zu hohem Blutdruck, klagte über Schmerzen

---

[*] A.H.de Vrieze-Bloemsma: Ademtherapie bij hypertensie in de laatste periode van de zwangerschap, 1986.
[Atemtherapie bei Hypertonie in der letzten Phase der Schwangerschaft]

hinter dem Brustbein und Spannungsgefühle im Kopf und neigte zu Beklommenheit. Nach zwölf Therapiestunden hatte sich ihr Blutdruck normalisiert, und die Schmerzen hinter dem Brustbein, die Spannungsgefühle im Kopf und die Beklommenheit waren verschwunden.

Übungsteil 6

Wir gehen nun davon aus, daß das richtige Atmen im Stehen und Sitzen und beim Gehen und Fahrradfahren inzwischen kein Problem mehr für Sie ist.

Wie aber gebrauchen wir unseren Atem nun bei Tätigkeiten, die einen gewissen Kraftaufwand erfordern? Oft kann man Menschen beobachten, die mit angehaltenem Atem und hochrotem Kopf anstrengende Tätigkeiten verrichten. Versuchen Sie es doch einmal auf folgende Art und Weise:

1. *Heben* eines schweren Koffers, eines Wassereimers oder eines anderen schweren Gegenstandes:
Atmen Sie tief ein und heben Sie das Gewicht mit dem Ausatmen hoch.

2. *Treppensteigen:* Atmen Sie tief ein und steigen Sie dann mit der Ausatmung soviele Stufen wie möglich. Bleiben Sie stehen. Atmen Sie wiederum konzentriert tief ein, und steigen Sie dann den Rest der Treppe nach oben.

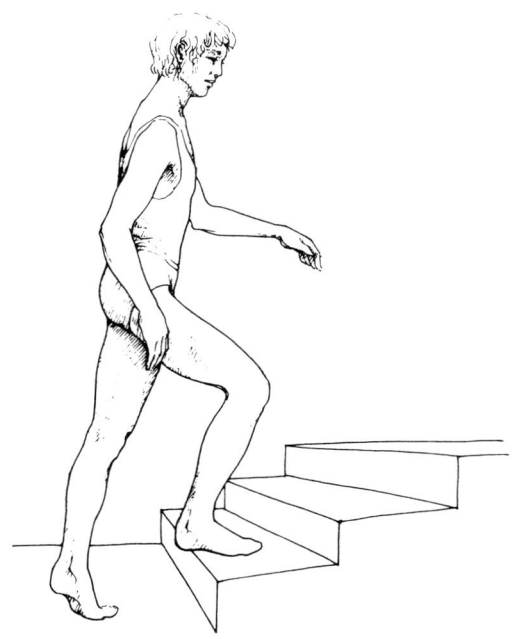

Für Menschen mit ernsteren Atembeschwerden (wie beispielsweise älteren Menschen mit Lungenemphysem) kann es notwendig sein, zwischendurch noch häufiger zu pausieren. Nach einiger Übung ist es nicht mehr nötig, Pausen einzulegen, da man dann beim Treppensteigen ohnehin bewußt tief einatmet.

3. *Aufstehen:* Atmen Sie tief ein und stehen Sie mit der Ausatmung locker und geschmeidig auf. Es ist nämlich gar nicht nötig, sich mit angehaltenem Atem von der Stuhllehne hochzudrücken, wie es oftmals geschieht!

4. *Schieben* Sie ein schweres Möbelstück, beispielsweise einen Sessel oder einen Tisch, einige Zentimeter weit zur Seite und atmen Sie dabei aus. Atmen Sie auch dann wieder aus, wenn Sie das Möbelstück zurück an seinen Platz schieben.

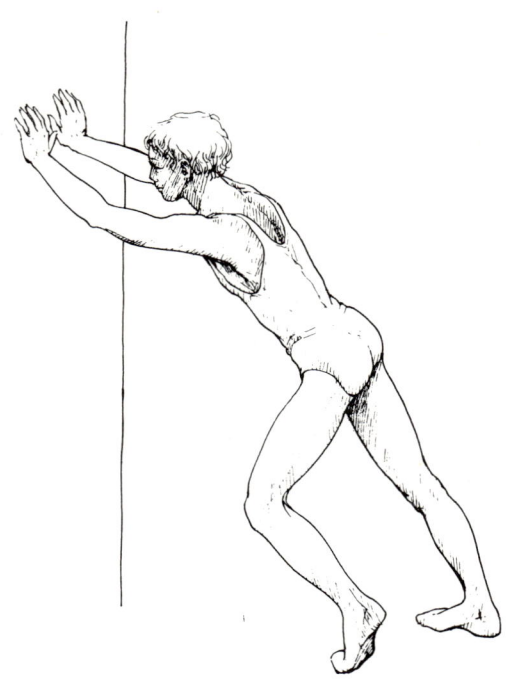

5. *Sport:* Achten Sie auch beim Sport darauf, daß Sie Ihren Atem richtig einsetzen. Ich habe mir sagen lassen, daß es sehr viel leichter ist, einen Ball (beispielsweise beim Basketball) mit dem Ausatmen zu werfen. Atmen Sie auch bei großen Kraftanstrengungen stets tief durch. Das Bergsteigen wird nicht nur einfacher, wenn Sie nicht mehr ständig außer Atem geraten, sondern sie werden auch weniger erschöpft ankommen.

Hier noch einige Übungen, die Sie schon mal auf das Kapitel »Atmung und Stimme« vorbereiten sollen:

6. Atmen Sie tief ein. Spitzen Sie die Lippen und atmen Sie in kurzen Stößen durch den Mund aus. Beginnen Sie mit drei- bis viermal und steigern Sie dann auf bis zu fünfzehnmal. Legen Sie bei dieser Übung die Hände auf den Bauch, um dort das ruckartige Zusammenziehen des Zwerchfells zu erspüren.

7. Legen Sie beide Hände auf den Bauch und atmen Sie dann in kleinen Zügen durch die gespitzten Lippen tief ein – also genau umgekehrt wie in Übung 6. Steigern Sie diese Übung auf etwa fünfzehn- bis zwanzigmal.

Der Einfluß der Atmung auf die inneren Organe und auf Krebserkrankungen

Wie wir bereits gesehen haben, ist eine vollständige Versorgung mit Sauerstoff sehr wichtig für das Herz und die Nieren. Dies gilt auch für die verschiedenen inneren Organe. Um dies zu verdeutlichen, könnte man den Verdauungsapparat des Menschen mit dem Motor eines Autos vergleichen: Er läuft besser mit gutem Benzin als mit schlechtem und verschmutzt auch nicht so schnell, was seine Laufähigkeit erhöht. Auch der menschliche Körper »läuft« besser, wenn er optimal mit Sauerstoff versorgt und richtig ernährt wird (viel Gemüse und Rohkost, Vollkornbrot und möglichst wenig süße und fette Nahrungsmittel, wenig Fleisch).

Der Einfluß der Atmung auf *Magen und Darm* ist sehr deutlich: Ist die Atmung unvollständig, leiden diese Organe einerseits daran, daß sie unzureichend mit Sauerstoff versorgt werden, andererseits fehlt es ihnen auch an der Massage durch das Zwerchfell. Durch die Bewegungen des Zwerchfells wird nämlich der Magen- und Darminhalt weiterbewegt, was man auf dem Röntgenschirm deutlich sehen kann. Auch Patienten, die zuvor nicht über Probleme mit der Verdauung geklagt haben, stellen nach einigen Wochen Atemtherapie oft erstaunt fest, daß ihre Verdauung sehr viel besser geworden ist.

Leber, Gallenblase und Milz: Auch auf diese Organe wirken sich sowohl die Bewegungen des Zwerchfells als auch die Versorgung mit Sauerstoff aus. *Leberverfettung* kann die Folge unzureichender Atembewegung sein. Durch die Bewegungen des Zwerchfells wird nämlich der Abtransport von Blut und Galle aus der Leber aktiviert. Einfach ausgedrückt, gleicht die Leber einem Schwamm, der durch die Zwerchfell-

58

bewegung ausgepreßt wird, wodurch die Funktionen der Leber aktiviert werden. Kaum ein anderes Organ reagiert so günstig auf eine systematische Atemtherapie wie die Leber. Ähnliches gilt auch für die Milz.

Krebs: Ein Krebsgeschwür ist eine Ansammlung unkontrolliert wachsender Zellen, die das gesunde Gewebe vernichten oder verdrängen.

Den normalen *(aeroben)* Stoffwechsel der Gewebezellen haben wir im ersten Kapitel behandelt: Zur Verbrennung der Nährstoffe wird Sauerstoff aufgenommen, während Kohlendioxyd und Wasserdampf als Abfallstoffe ans Blut abgegeben und über die Lungen ausgeschieden werden. Die Tumorzelle hat einen ganz anderen Stoffwechsel. Die Verbrennung findet hier unvollständig statt. Anstelle des Kohlendioxyds entsteht Milchsäure, und wir sprechen von einem anaeroben Stoffwechsel, einem Gärungsstoffwechsel. Es gibt Untersuchungen (J. L. Schmitt: *Atemheilkunst*), die belegen, daß andauernder Sauerstoffmangel das Atemvermögen der gesunden Zelle auf die Dauer gesehen angreift. Dabei soll es zu einer Erhöhung des Säuregehaltes im Körpergewebe kommen, was dazu führt, daß die gesunde Zelle in ein labiles Gleichgewicht gerät und zu einem anaeroben Stoffwechsel tendiert. Aufgrund dieser Untersuchungen sollte ein Sauerstoffmangel im Körpergewebe bei der Entstehung von Krebserkrankungen als ursächlicher Faktor ernsthaft in Erwägung gezogen werden. Umgekehrt müßte es dann auch möglich sein, das Wachstum von Tumorzellen durch eine höhere Sauerstoffzufuhr zu bremsen.

So kann neben der bereits genannten, gesunden Ernährungsweise auch eine vollständige Atmung zu einem natürlichen Mittel im Kampf gegen den Krebs werden.

Übungsteil 7

Manchmal wird folgende Frage gestellt: »Wenn ich immer tief und nach unten atme, kommt dann überhaupt genug Luft in den Brustkorb?« Eigentlich versteht sich dies von selbst, da aber nun einmal die unteren Lungenteile ein größeres Volumen haben, fällt die Atembewegung dort auch am stärksten auf. Wir haben in Übungsteil 4 (Übung 1) bereits feststellen können, daß auch der Brustkorb während der Atmung in Bewegung ist. Die folgenden Übungen dienen dazu, sich der Räume im Brustkorb bewußter zu werden, auch dann, wenn die Atmung tief in den Bauch geht. Um den Atem im Brustkorb zu erspüren, ist die nächste Übung hervorragend geeignet, eine Übung die allerdings ihre Zeit benötigt (etwa zehn Minuten). Diese Übung braucht zwar nicht täglich ausgeführt zu werden, sie ist aber besonders hilfreich, wenn es darum geht, ein Gefühl für den Atem zu entwickeln.

Am besten lesen Sie sich die Übungsanleitung zunächst gründlich durch, damit Sie sich während der ganzen Übung ungestört darauf konzentrieren können.

1. *Im Liegen:* Liegen Sie entspannt und atmen Sie ruhig und tief. Verfolgen Sie mit Ihrer Aufmerksamkeit, wie der Atem in den obersten Teil Ihres rechten Lungenflügels strömt. Spüren Sie bei der Einatmung, wie von innen her ein Druck gegen die Schulter und die Achsel entsteht und wie dieser Druck beim Ausatmen wieder nachläßt.

Richten Sie – nachdem Sie dies etwa zwei bis drei Minuten lang gespürt haben – die Aufmerksamkeit auf den mittleren Bereich des rechten Lungenflügels. Erspüren Sie bei jeder Einatmung den Druck (von innen her) auf die seitliche, vordere und untere Rippenregion (dadurch liegt der Rücken etwas flacher auf dem Boden); bei der Ausatmung verschwindet der Druck wieder. – Beobachten Sie dies zwei bis drei Minuten lang.

Richten Sie schließlich die Aufmerksamkeit auf den unteren Teil des rechten Lungenflügels; spüren Sie auch hier wieder während der Einatmung den Druck auf die Vorder-, Außen- und Rückseite der Rippen (hier ist ein deutlich größerer Druck als vorher zu spüren, da das Lungenvolumen hier größer ist) sowie auch den Druck nach unten – also zum Bauch hin. Fühlen Sie, wie der nach unten gerichtete Druck sich durch den ganzen Bauchraum fortsetzt, ähnlich wie sich, nachdem man einen Stein ins Wasser geworfen hat, immer größere Kreise bilden. Dieser Druck setzt sich bis in den Beckenboden fort. Sobald sich die Beckenmuskulatur verkrampft, ist eine gute Atmung unmöglich. Verkrampfungen der Beckenbodenmuskulatur sind bei vielen Menschen chronisch, denn sie beruhen oft auf einer falsch verstandenen frühkindlichen Erziehung zur Reinlichkeit.

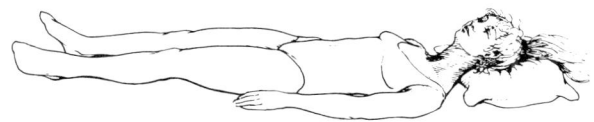

Vergleichen sie nun den rechten mit dem linken Lungenflügel. Vielleicht fühlt es sich an, als sei er größer und weiter geworden – oder auch wärmer. Wiederholen Sie nun diese Achtsamkeitsübung mit dem anderen Lungenflügel, damit beide wieder im Gleichgewicht sind.

2. *Im Stehen:* Legen Sie beide Hände locker in die Seiten und atmen Sie tief. Bewegen Sie mit der Einatmung die Ellbogen ein wenig nach hinten; mit der Ausatmung kommen sie dann wieder in die ursprüngliche Position zurück. Spüren Sie, wie sich Ihr Brustkorb dabei weitet. Diese Übung steigert sowohl die Beweglichkeit des Brustkorbes als auch das Lungenvolumen. Sehr oft sitzen Menschen in sich zusammengesunken und mit hochgezogenen Schultern. In dieser Position hat der Brustkorb ein minimales Volumen.

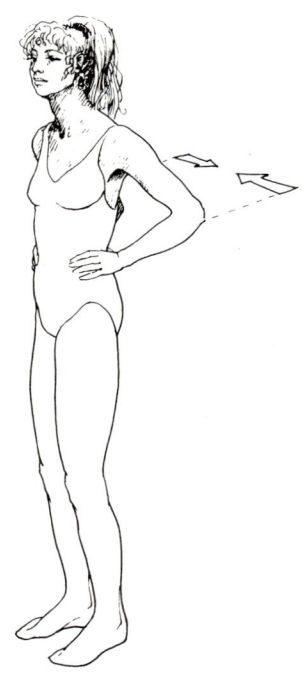

3. *Im Stehen:* Legen Sie beide Hände in den Nacken und bewegen Sie die Ellbogen mit der Einatmung etwas nach hinten. Lassen Sie sie mit der Ausatmung wieder nach vorne kommen. Spüren Sie, daß dabei ein anderer Teil des Brustkorbs geweitet wird als bei der vorigen Übung.

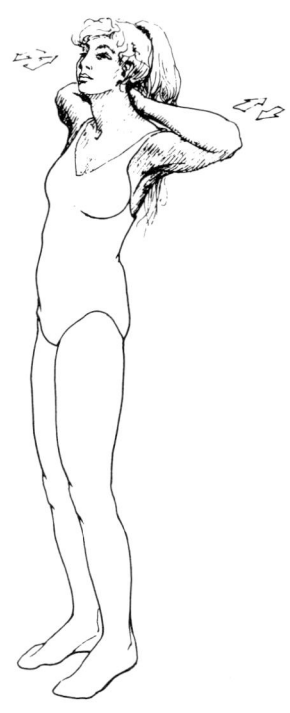

4. *Im Sitzen:* Bringen Sie – in der richtigen Sitzhaltung – die Spitzen Ihrer Schulterblätter ein wenig näher zueinander (nur einige Zentimeter) und spüren Sie, wie sich dadurch der gesamte Brustkorb aufrichtet und weitet.

Versuchen Sie, diese Übung zu machen, indem Sie genau auf den Sitzhöckern sitzen und die Schultern einfach durch ihr Eigengewicht nach unten hängen lassen (siehe Übungsteil 2, Übung 3). Indem Sie nun den unteren Bereich der Schultern etwas zusammenziehen, geben Sie Ihrem Atem den optimalen Raum. Dabei ist es nicht nötig, daß Sie die Schultern krampfartig nach hinten ziehen oder die Brust absichtlich nach vorn drücken.

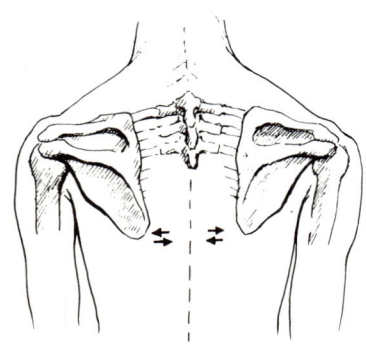

Atem und Stimme

Nicht ohne Grund wird das Thema »Atem und Stimme« erst gegen Ende dieses Buches behandelt. Es ist nämlich wichtig, die richtige Atmung unter allen bisher besprochenen Umständen gut zu beherrschen, bevor man mit einem effektiven Atem- und Stimmtraining beginnt. Selbst Menschen, die in nur wenigen Wochen gelernt haben, richtig zu atmen und die die positiven Auswirkungen einer guten Atemtechnik bereits am eigenen Leibe erfahren haben, setzen ihre Stimme weiterhin in der bisher gewohnten Weise ein. Besonders bei Personen, die an Hyperventilation leiden, kann man beobachten, daß sie wenig (»hoch«) einatmen und dann versuchen, mit dieser geringen Atemmenge möglichst viel zu sagen. Dies führt häufig zu schneller Erschöpfung (siehe erstes Kapitel) und manchmal sogar zu Beklommenheit. Man hört diese Art der Atmung der Stimme dann auch an. Das kurze, scharfe Einatmen ist selbst am Telefon oder vor dem Fernseher noch hörbar – im Gegensatz zu einer schnellen, tiefen Einatmung, die geräuschlos ist.

Gerade beim Singen und Sprechen ist eine gute Atmung von großem Nutzen. Darüber hinaus spielt natürlich auch die Muskulatur der Kehle und der Mundhöhle eine wichtige Rolle – ebenso wie die Körperhaltung, die ja bereits in Übungsteil 2 behandelt wurde.

Um sich letzteres nun zu verdeutlichen, können Sie folgendes ausprobieren: Beugen Sie den Kopf ein wenig nach hinten – wie man es oft bei Menschen beobachten kann, die irgendwo als Wortführer auftreten – und sprechen Sie in dieser Haltung laut einen Satz. Spüren Sie dabei die Anspannungen im Hals (die Verengung im Kehlkopf) und achten sie darauf, wie gepreßt sich Ihre Stimme dabei anhört. Sprechen Sie den selben Satz nun noch einmal mit leicht gedehntem Nacken – so daß Ihr Scheitel zum höchsten Punkt Ihres Kopfes wird – und hören Sie den Unterschied:

Die Stimme klingt anders, weil der Kehlkopf jetzt entspannt ist.

Für einen optimalen Gebrauch der Stimme sind also drei Dinge besonders wichtig:
- die Körperhaltung: eine gestreckte Wirbelsäule und vor allem ein leicht gedehnter Nacken,
- eine entspannte Mund- und Kehlmuskulatur (siehe Übungsteil 3),
- der richtige Einsatz der Atmung.

Für das Letztgenannte ist es zunächst einmal notwendig, das Zwerchfell zu trainieren, damit die eingeatmete Luft sehr langsam und gleichmäßig ausgeatmet werden kann. Man kann nämlich wunderbar tief und vollständig einatmen und dann, auf einmal, in ein paar Sekunden wieder ausatmen. Dabei schnellt das Zwerchfell wieder in die Ausatmungsstellung zurück – ungefähr so wie beim Seufzen.

Wenn wir aber sprechen, singen oder auf einem Blasinstrument spielen, müssen wir möglichst lange mit unserem Atem auskommen. Das bedeutet, daß das Zwerchfell dahingehend trainiert werden muß, sehr gleichmäßig und langsam in die Ausatmungsstellung zurückzukommen. Wir gehen also sparsam mit unserem Atem um.

Dagegen muß die Einatmung besonders schnell vollzogen werden, denn wir können es uns nicht leisten, mitten in einer Rede oder einem Lied sekundenlang und in aller Ruhe einzuatmen. Dies ist umso bedeutsamer, wenn man bedenkt, daß heutzutage im allgemeinen sehr schnell gesprochen wird. Vergleichen Sie nur einmal Tonbandaufnahmen von heute mit denen von vor fünfzig Jahren. Höchstwahrscheinlich lag das Sprechtempo vor sehr langer Zeit noch deutlich niedriger. So stößt man in Büchern aus dem vorigen Jahrhundert häufig auf Wendungen wie: »Er schwieg einige Minuten und antwortete dann ...«!

Die Kunst, schnell und doch tief einzuatmen wird oftmals nur ungenügend beherrscht. Stattdessen neigt man meist dazu, schnell und hoch einzuatmen und sozusagen

kleine Schlückchen Luft zu nehmen, um dann hastig weiterzureden.
In den nun folgenden Übungen sollen Sie lernen, den Atem auch zur Beherrschung Ihrer Stimme einzusetzen.

Übungsteil 8

1. *Im Sitzen oder im Stehen:* Atmen Sie tief in den Bauch ein und dann langsam und ruhig auf »pf« oder »s« aus. Lassen Sie den Bauch solange wie möglich rund, um zu verhindern, daß das Zwerchfell zu früh wieder zurückschnellt. Nehmen Sie eine Armbanduhr mit Sekundenzeiger zur Hand oder sorgen Sie dafür, daß eine andere Uhr mit Sekundenzeiger in der Nähe ist, damit Sie die Zeitdauer kontrollieren können. Oftmals beträgt die Ausatmungszeit anfangs nur sechs bis sieben Sekunden, in Extremfällen sogar noch etwas weniger, aber bereits in relativ kurzer Zeit (einige Wochen) kann die Dauer gesteigert werden. Nehmen Sie sich als Ziel eine Zeitdauer von dreißig Sekunden vor.

2. *Im Sitzen oder im Stehen:* Wiederholen Sie die vorige Übung, aber singen Sie diesmal auf die Ausatmung einen Vokal, vorzugsweise ein »O« oder »U« (hierbei öffnet sich die Kehle leichter als beispielsweise beim »I«). Trainieren Sie wiederum so lange, bis Sie eine Zeitdauer von dreißig Sekunden erreicht haben. Achten Sie darauf, daß Kehlkopf und Mundhöhle nicht gepreßt (= angespannt) werden, wenn Sie einen Laut produzieren. Versuchen Sie, den Laut möglichst klar und rund klingen zu lassen. Üben Sie doch einmal im Badezimmer. Durch die Resonanz der gefliesten Wände klingt die Stimme voller, und so traut man sich meist eher!

pff ◄──

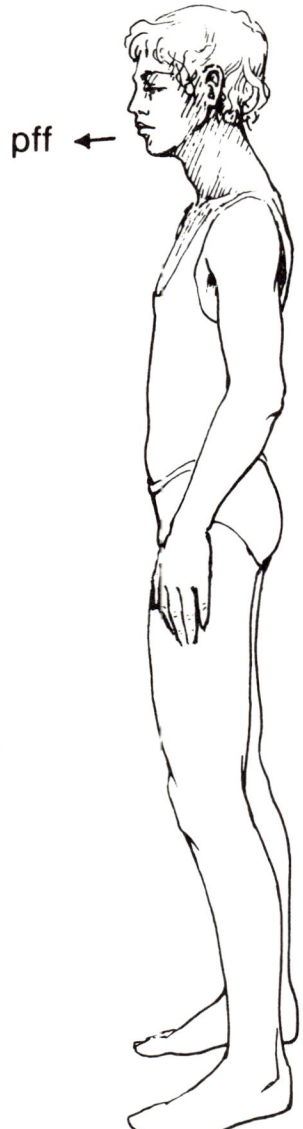

68

3. *Im Liegen:* Nehmen Sie ein kleines Buch, das leicht gehalten werden kann, in die Hand. Atmen Sie tief in den Bauch ein, und beginnen Sie dann sofort, wenn die Ausatmung einsetzt, laut zu lesen. Versuchen Sie jedoch nicht, mit dieser Ausatmung noch die letzten Worte herauszupressen, wenn Sie kurz vor dem Ende eines Satzes angelangt sind. Warten Sie stattdessen ruhig ein paar Sekunden, um dann erneut tief einzuatmen und weiterzulesen. Halten Sie nötigenfalls mitten in einem Satz oder in einem Wort inne. Es geht nicht darum, was Sie lesen, sondern darum, wie Sie Ihren Atem gebrauchen. Lesen Sie nicht länger als fünf bis zehn Minuten. Lernen Sie innerhalb einiger Wochen immer schneller und dennoch tief in den Bauch einzuatmen, damit Sie diese Technik auch beim Lesen längerer Sätze oder Passagen im richtigen Moment einsetzen können.

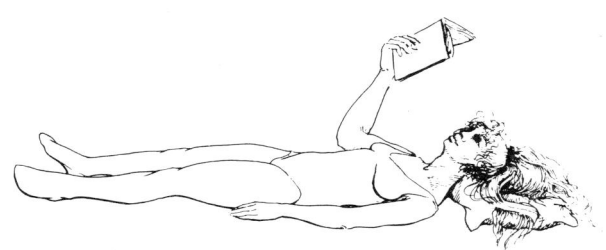

4. *Im Liegen:* Erschweren Sie die vorige Übung noch ein wenig, indem Sie sich ein dickes Buch auf den Bauch legen. Dadurch werden Sie sich noch besser des regelmäßigen Ein- und Ausatmens bewußt. Atmen Sie während des Lesens nicht stoßweise (also sozusagen mit einem hüpfenden Zwerchfell).

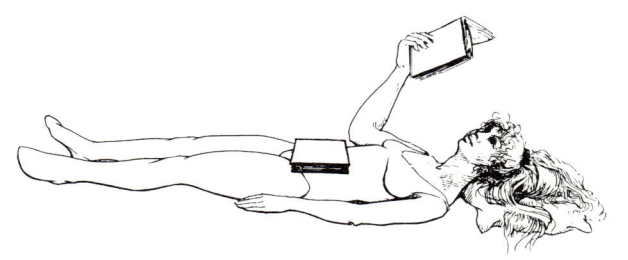

5. *Im Sitzen:* Sobald Sie diese Übungen gut beherrschen, können Sie dazu übergehen, laut im Sitzen zu lesen. Achten Sie dabei auch auf die richtige Sitzhaltung (siehe Übungsteil 2), denn für den Gebrauch der Stimme ist eine gute Körperhaltung besonders wichtig.

6. Sobald Ihnen das Lesen keine Probleme mehr bereitet, sollten Sie den Einsatz des Atems auch beim Sprechen üben. Das ist schwieriger als beim Lesen, da Sie beim Lesen den Text vor sich haben und Ihre ganze Aufmerksamkeit auf den Einsatz Ihres Atems richten können. Während des spontanen Sprechens liegt die Aufmerksamkeit hingegen auf dem Inhalt des Gespräches. Üben Sie deshalb zunächst in Gesprächen mit Menschen, die Sie gut kennen. Letztlich wird das Sprechen mit gutem Atemeinsatz eine so eingeschliffene Gewohnheit, daß es ganz von selbst geht.

Spannung und Entspannung

In einigen Kapiteln wurde bereits vom Loslassen der Atemmuskulatur gesprochen, das eine entspannte Atmung ermöglichen soll. Auch in der Einleitung war davon die Rede, daß das ganze Problem einer falschen Atmung in der Tatsache begründet liegt, daß innerliche Verspannungen sich unmittelbar im Körper manifestieren. Wir kennen eine große Anzahl von Verspannungen aus unserer Umgebung: nervöses Zwinkern mit den Augen, Stirnrunzeln, das »Fummeln« an einer Kette oder einem Taschentuch oder andere unruhige Handbewegungen, das Auf- und Abwippen eines Fußes bei übereinandergeschlagenen Beinen und so weiter.

Es gibt auch Muskeln, die unnötig angespannt werden, ohne daß dies jedoch so direkt sichtbar ist, wie in den obengenannten Beispielen. Man stemmt sich gewissermaßen gegen allerlei Situationen, die Spannungen mit sich bringen, und sehr häufig werden auch dann die Spannungen in den Muskeln nicht mehr losgelassen, wenn schon längst kein Anlaß mehr dazu besteht, so daß man in einer ständigen Anspannung bleibt. Ein bekanntes Beispiel ist die Möglichkeit, daß durch psychische Anspannungen Magengeschwüre entstehen können. Auch Rückenbeschwerden können die Folge von Verspannungen sein.

Sehr deutlich ist der Einfluß von Anspannungen auf die Atmung: Der Rücken versteift sich (er stemmt sich gegen etwas), ebenso Bauch und Brustkorb, und der Atem wird gewissermaßen nach oben gejagt. Die Folgen kennen wir ja inzwischen: Man ist schnell benommen; es entsteht ein Mangel an Sauerstoff im Blut, worunter alle Organe zu leiden haben; es kommt zu einer zusätzlichen Belastung des Herzens und zu Bluthochdruck. Hinzu kommen folgende Beschwerden: Schmerzen hinter dem Brustbein und/oder Schmerzen in Nacken und Schultern, da diese angehoben werden, um gleichsam noch etwas mehr Luft in den obersten Räumen zu bekommen; manchmal sogar das Gefühl eines »eisernen Bandes«, das sich ganz eng um die Rippen legt.

In den vorigen Kapiteln haben wir gelernt, den Atem so entspannt wie möglich zuzulassen, so daß sich unser gesamter Rumpf (Vorder-, Rück- und Außenseiten) beim Ein- und Ausatmen mitbewegt. In diesem Zusammenhang müssen wir uns auch immer vergegenwärtigen, daß Atmen nicht einzig und allein ein körperliches Geschehen ist, sondern daß der Atem im Grunde das Verbindungsglied zwischen Körper und Geist darstellt. Somit wirkt sich eine Veränderung des Atems nicht nur auf unsere körperliche Gesundheit aus, sondern beeinflußt auch unseren Geist. Wir können den Atem jedoch nur dadurch verändern, daß wir sehr achtsam mit ihm umgehen, und nicht, indem wir uns mal schnell eine Technik antrainieren. Im selben Maße, wie ein gespannter Atem zu einer angespannten Lebenseinstellung führt, wirkt sich andererseits auch ein weiter, geräumiger Atem direkt auf unseren Geist aus. Körper und Geist bilden eine Einheit, und der Atem kann hierbei als die Verbindung angesehen werden. Bei einigen Menschen ist die Spannung allerdings so groß, daß sie ihre Verspannungen kaum noch loslassen können. Um hier Veränderungen zu bewirken, wird es notwendig sein, Entspannungsübungen zu machen. Alles, was man für seine Entspannung tut, wird eine richtige Atemweise unterstützen.

Durch die Entspannungsübungen lernen Sie, den Unterschied zwischen Anspannung und Entspannung zu spüren. Außerdem werden Sie sich darüber bewußt, wann Sie zu viel Spannung in eine Haltung oder Bewegung bringen.

Zu diesem Zweck gibt es hervorragende westliche Entspannungssysteme. Ich nenne hier ausschließlich westliche Methoden und keine östlichen, die von einem anderen Menschenbild ausgehen und den Atem oftmals zur Erweiterung des Bewußtseins einsetzen, indem sie ihn regulieren.

Einige bekannte Entspannungsmethoden sind:
1. Das *Autogene Training* des deutschen Neurologen Prof. J. H. Schulz. Hierbei lernt man nach einer bestimmten

Methode, in etwa acht Wochen den gesamten Körper zu entspannen und darüber hinaus auch den Geist zur Ruhe und in die Entspannung zu bringen. Oftmals kommt es bereits nach kurzer Zeit zu auffallenden Resultaten, vorausgesetzt, daß regelmäßig dreimal täglich fünf bis zehn Minuten lang geübt wird. Es gibt zahlreiche Bücher über Autogenes Training, die auch für den Laien verständlich sind.

2. Die *Eutonie*, ein dänisches Entspannungssystem, das von Gerda Alexander entwickelt wurde. Es ist eine hervorragende Methode, die jedoch, wenn man gute Ergebnisse erzielen will, ziemlich zeitaufwendig ist. Es ist günstig, wenn man ab und zu einige Übungen auswählt, denn sie sind besonders gut dazu geeignet, seinen Körper intensiv zu spüren.

3. Die *Feldenkrais-Methode* (nach Moshe Feldenkrais). Hier lernt man, Entspannung mit Bewegung zu verbinden. Nach der Theorie wird in zwölf einstündigen Lektionen die Praxis gelehrt.

Zusammenfassend kann man sagen, daß Atmung und Entspannung unlösbar miteinander verbunden sind und daß eine gute Atmung die Entspannung fördert, während andererseits alles, was wir für unsere Entspannung tun, auch wiederum dem Atem zugute kommt. Daher werden auch Entspannungsübungen in die Atemtherapie miteinbezogen.

Übungsteil 9

Um ein Gefühl für Spannung und Entspannung zu entwickeln, ist die folgende Übung sehr empfehlenswert. In ihr geht es darum, soweit als möglich alle willkürlichen Muskeln der Reihe nach anzuspannen und dann zu entspannen. Hierbei muß die Konzentration vor allem auf der Entspannung nach der Anspannung liegen.

Lesen Sie zunächst die Übungsanleitung und wiederholen Sie dann jede Bewegung dreimal. Die Übungsdauer beträgt etwa zwanzig Minuten.

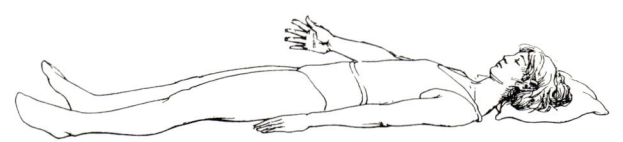

Im Liegen: Machen Sie mit der rechten Hand eine Faust und entspannen Sie die Hand dann wieder. Spreizen Sie die Finger der rechten Hand und entspannen Sie sie anschließend. Heben Sie den rechten Arm ein wenig, machen Sie eine Faust, spannen Sie den ganzen Arm von der Schulter aus an und lassen Sie den Arm dann wieder entspannt zurückfallen. Fühlen Sie jetzt, ob Sie einen Unterschied zwischen dem rechten und dem linken Arm spüren können. Wiederholen Sie dieselben Übungen dann mit der linken Hand und dem linken Arm.
Sind beide Arme jetzt wieder im Gleichgewicht?

Spannen Sie den rechten Fuß mit nach vorn gestreckten Zehen an und entspannen Sie ihn. Spannen Sie nun den rechten Fuß an, indem Sie die Zehen zum Kopf ziehen.
Heben Sie das ganze Bein ein wenig und spannen Sie den Schenkel dabei an; lassen Sie es dann wieder entspannt zurückfallen.
Vergleichen Sie das rechte mit dem linken Bein (ist das rechte Bein schwerer, wärmer, größer?).
Wiederholen Sie die Übung dann mit dem linken Bein.

Spannen Sie das Gesäß an und entspannen Sie es dann.
Ziehen Sie den Bauch ein und entspannen Sie sich.
Machen Sie ein Hohlkreuz und entspannen Sie sich.
Ziehen Sie die Schultern nach hinten und lassen Sie dann wieder los.
Drücken Sie die Schultern nach vorn und entspannen Sie sich wieder.

Ziehen Sie die Schultern zu den Ohren und entspannen Sie sie wieder.

Drehen Sie den Kopf möglichst weit nach rechts und entspannen Sie ihn dann.
Drehen Sie den Kopf möglichst weit nach links und entspannen Sie wieder.
Beugen Sie den Kopf nach vorn und führen Sie das Kinn zum Brustbein (lassen sie den Kopf dabei auf dem Boden liegen) und entspannen Sie wieder.
Beugen Sie den Kopf nach hinten und entspannen Sie wieder.
Pressen Sie die Kiefer zusammen und lassen Sie sie wieder los.
Schieben Sie den Unterkiefer nach vorn und entspannen Sie ihn wieder.
Stülpen Sie die Lippen möglichst weit nach vorn und entspannen Sie sie dann.
Grinsen Sie breit und entspannen Sie sich.
Legen Sie die Zungenspitze an die unteren Zähne – spannen Sie an und lassen Sie sie wieder los.
Rümpfen Sie die Nase und entspannen Sie sie wieder.
Kneifen Sie die Augen fest zusammen und lassen Sie wieder los.
Ziehen Sie die Augenbrauen weit nach oben und entspannen Sie sich.
Legen Sie die Stirn in Falten und entspannen Sie sich.

Bleiben Sie anschließend noch einige Minuten liegen, um nachzuspüren. Bei regelmäßigem Üben (einige Male pro Woche) werden Sie den Unterschied zwischen Anspannung und Entspannung immer deutlicher spüren.

Schlußwort

Wenn Sie fleißig geübt haben, werden Sie Ihre Atmung nun in allerlei Situationen beherrschen: beim Laufen, Radfahren und beim Sport, aber auch – was sehr wichtig ist – während Sie laut lesen oder sprechen. Das scharfe Einziehen von wenig Luft, in Verbindung mit hoher Atmung während des Sprechens gehört nun definitiv der Vergangenheit an.

Müssen wir jetzt noch weiter üben, und wenn ja, was müssen wir dann üben?

Spezielle Übungen sind nicht mehr nötig, wohl aber ein gutes »Atembewußtsein«, das heißt, oft »nachzuspüren«, wo der Atem sitzt, ob es nun beim Schwimmen, Radfahren, Singen oder Sprechen ist.

Achten Sie auch, wenn Sie gerade beschäftigt sind, darauf, ob Sie entspannt sind, beispielsweise beim Schreiben eines Briefes (sitzen Sie aufrecht?) oder beim Kochen, um nur zwei ganz unterschiedliche Beschäftigungen zu nennen. Halten Sie Ihren Atem nun doch wieder zurück oder strömt er frei ein und aus?

Verwenden Sie deshalb bestimmte, täglich wiederkehrende Beschäftigungen zur Übung. Einer meiner Klienten mit Asthma übte auf diese Weise immer beim Schnüren seiner Schuhe. Dabei wurde ihm früher immer schwindelig, weil er den Atem anhielt. Jetzt ist es eine Tätigkeit, bei der er tief und kräftig durchatmet, wodurch das unangenehme Gefühl verschwindet.

Andere Möglichkeiten, die mir von meinen Klienten nahegebracht wurden, sind:
- Gesangsübungen zur Verlängerung der Vokaldauer im Auto auf dem Weg nach Hause oder zur Arbeit.
- Wenn Sie in einem Stau stecken, können Sie die Zeit gut für Atemübungen verwenden.
- Die Wartezeit an der Supermarktkasse kann ebenfalls als Übungszeit genutzt werden.

- Bei Versammlungen können Sie die Hände unauffällig auf Ihren Bauch legen und den Atem spüren, um ruhiger und entspannter zu werden.
- Gartenarbeiten, wie zum Beispiel jäten, Gras mähen, Laub rechen, sind ausgezeichnete Gelegenheiten, um sich mit dem Atem zu beschäftigen.

Versuchen Sie, Ihren Atem zu vertiefen. Trotz Zwerchfellatmung ist es möglich, nur kleine Atembewegungen zu machen. Die Folge ist wenig Energie! Probieren Sie, das Zwerchfell noch tiefer sinken zu lassen, und verfügen Sie auf diese Weise über mehr Energie.

Denken Sie bei der Einatmung stets daran, die Atemmuskeln locker zu lassen. Lassen Sie zu, daß Ihr Atem frei fließt, nicht pressen oder, wie einige Menschen zu Beginn ihrer Atemtherapie sagten, den Bauch herausdrücken. Dann atmen Sie nämlich falsch. Manchmal kann eine persönliche Begleitung auf dem Weg wirklich nötig sein.

Viele Menschen mit ernsthaften Atembeschwerden erfahren es als eine Befreiung, daß sie selbst an ihrer Gesundheit arbeiten können und nicht von Medikamenten oder medizinischen Eingriffen abhängig sind.

Von Mal zu Mal steigt auch die Erleichterung von Menschen mit Atembeschwerden, die ihren Inhalator oder ihre Pillen vergessen haben. Sie geraten nicht mehr in Panik wie früher, denn nun können sie ja die aufkommende Angst oder Beklemmung selbst bewältigen.

Was das angeht, wäre es von großem Vorteil, wenn es zu einer Zusammenarbeit zwischen Ärzten und Spezialisten auf der einen Seite und Atemtherapeuten auf der anderen Seite käme. Physiotherapeuten haben nämlich keine spezielle Ausbildung auf diesem Gebiet, wie ich schon des öfteren von Mitgliedern dieser Berufsgruppe hörte.

Natürlich gibt es auch auf dem Gebiet der Atemtherapie zahlreiche Richtungen, darunter einige sehr umfassende, viel Zeit und Einsatz erfordernde Methoden.

Die meisten Menschen haben jedoch nicht die Zeit und die Motivation, sich so gründlich in dieses Gebiet einzuarbeiten. Überdies haben sie meist keine Lust, die Übungen ohne eine bestimmte Zielsetzung durchzuführen. Die Zeit, in der wir leben, legt großen Wert auf Effizienz, was sich auch darin ausdrückt, daß man gern in möglichst kurzer Zeit merkbare Resultate seiner Anstrengungen erkennen möchte. Daher habe ich versucht, das weite Gebiet des Atems methodisch-didaktisch kurzgefaßt darzustellen.

Ich hoffe, daß dieses Buch solchen Anforderungen gerecht wird und daß es dazu beitragen kann, möglichst vielen Menschen ihre Beschwerden zu nehmen und einen Weg zu einem gesünderen Leben zu weisen.

Literatur

Dr. med. Udo Derbolowsky: *Richtig atmen hält gesund,* Knaur, München.

Dr. med. Erwin Gross: *Heilatmung für jeden,* Gräfe und Unzer, München.

Hiltrud Lodes: *Atme richtig,* Goldmann Verlag, München.

Dr. med. J. Parow: *Die Heilung der Atmung,* Hippokrates Verlag, Stuttgart.

Margot Scheufele-Osenberg: *Atemschulung,* Econ Verlag, Düsseldorf.

Dr. med. J. L. Schmitt: *Atemheilkunst,* Humata Verlag, Bern.

Prof. J. H. Schultz: *Das Autogene Training,* Georg Thieme Verlag, Stuttgart.

Karin Schutt: *Heilatmen,* Falken Verlag, Niedernhausen.

Carola Speads: *Atmen,* Kösel Verlag, München.

Marietta Till: *Die Heilkraft des Atems,* Goldmann Verlag, München.

Prof. Dr. med. L. G. Tirala: *Heilatmung bei Blutdruck-, Herz- und Kreislaufkrankheiten,* Umschau Verlag, Frankfurt am Main.

Ganzheitlich gesund

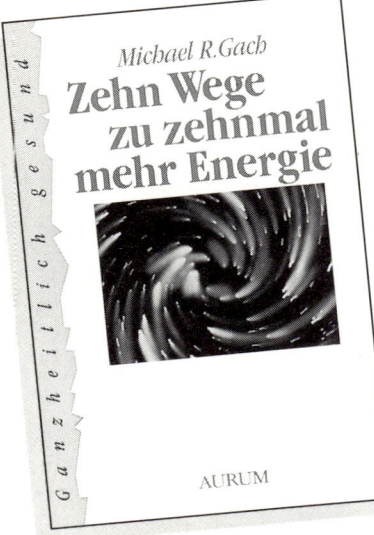

Michael Reed Gach

Zehn Wege zu zehnmal mehr Energie

180 Seiten mit 150 S/w-
Abbildungen, kartoniert
ISBN 3-591-08302-X

Dieses Buch enthält alles, was Sie brauchen, um Ihr Energie-
system in kürzester Zeit zu aktivieren und so vital und gesund zu bleiben. Positives Denken, richtige Ernährung, Körper-
übungen, Akupressur und Atemtechnik sind die Elemente, die zu
einem höchst wirksamen Selbstheilungsprogramm für Körper,
Seele und Geist kombiniert werden. Die Techniken selbst sind
uralt. In China werden sie bereits seit über 5000 Jahren praktiziert
und haben sich zur Stabilisierung der körperlichen Kondition und
zur Vorbeugung von Krankheiten bestens bewährt.
Die Übungen sind so einfach aufgebaut, daß sie auch von älteren
und geschwächten Menschen problemlos durchgeführt werden
können. Regelmäßig jeweils zehn Minuten pro Tag praktiziert,
helfen sie, Müdigkeit zu überwinden, Verspannungen zu lösen
und Streß abzubauen. Sie regen den Kreislauf an, bringen die
Körperenergien ins Gleichgewicht und öffnen damit die Tür zu
mehr Vitalität und Lebensfreude.

AURUM VERLAG · BRAUNSCHWEIG